## H. HUCHARD

MÉDECIN DE L'HOPITAL NECKER
MEMBRE DE L'ACADÉMIE DE MÉDECINE

# LES MALADIES

# DU CŒUR

# ET LEUR TRAITEMENT

Paris — J.-B. Baillière & Fils — 1908

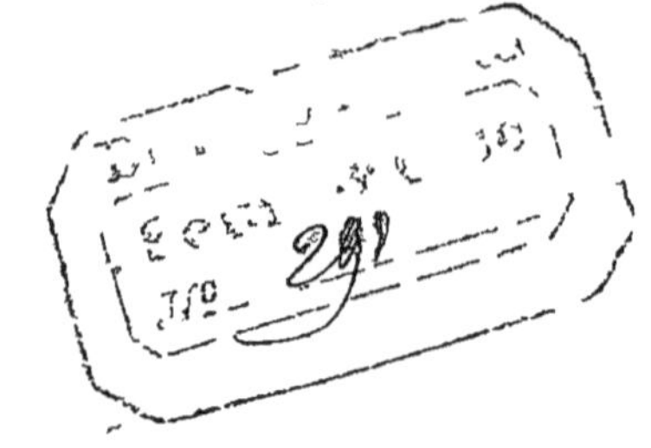



LES
# MALADIES DU CŒUR
## ET LEUR TRAITEMENT

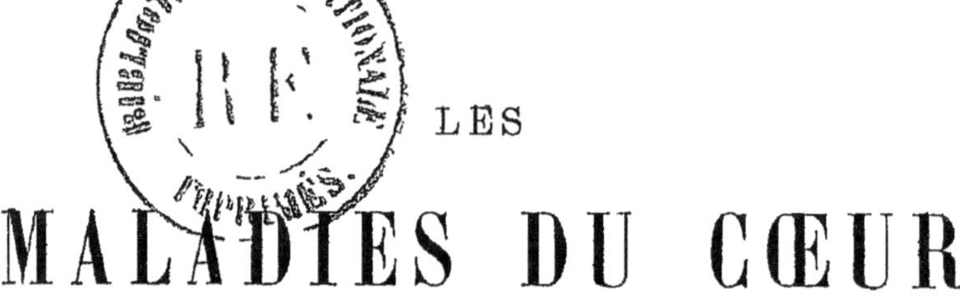

# LES MALADIES

# DU COEUR

## ET LEUR TRAITEMENT

PAR

## H. HUCHARD

MÉDECIN DE L'HOPITAL NECKER
MEMBRE DE l'ACADÉMIE DE MÉDECINE

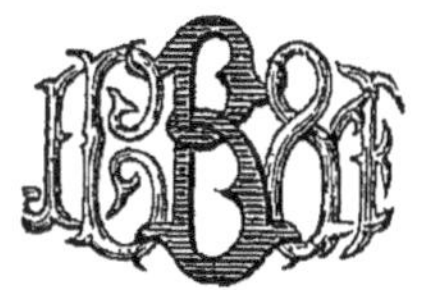

PARIS

## LIBRAIRIE J.-B. BAILLIÈRE ET FILS

19, rue Hautefeuille, près du boulevard Saint Germain

—

1908

# LES MALADIES DU CŒUR

## ET LEUR TRAITEMENT

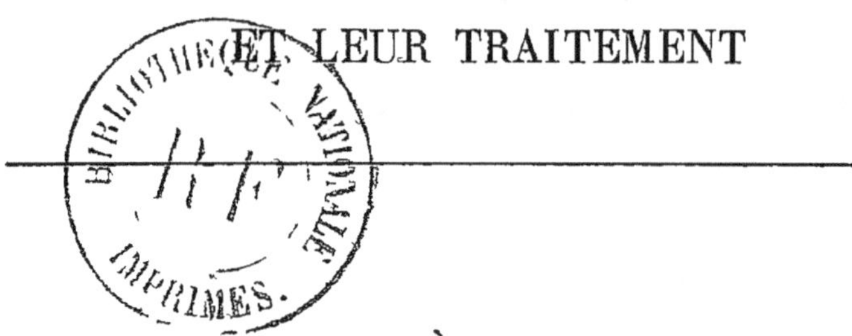


## PREMIÈRE LEÇON

### IMPORTANCE CLINIQUE ET THÉRAPEUTIQUE
### DES TROUBLES FONCTIONNELS

Importance trop grande attribuée aux signes physiques . souffle valvulaire, matité cardiaque, etc. Valeur des troubles fonctionnels.

Dyspnée mécanique ou toxique Insuffisance mitrale artérielle et endocardique. — Rétrécissement mitral endocardique ou congénital, maladie la plus dyspnéisante. Rétrécissement mitral des artérioscléreux : dyspnée mécanique et toxique. Faux rétrécissement mitral de l'insuffisance aortique

Insomnie d'origine dyspnéique : tardive dans les cardiopathies valvulaires, précoce et intense dans les cardiopathies artérielles.

Tachycardie permanente, prémonitoire du bruit de galop. Embryocardie avec sa valeur pronostique dans les fièvres. Tachycardie paroxystique. Tachycardie de l'insuffisance aortique avec dilatation cardiaque et menaces d'embolie. Tachycardie du début et de la fin de la tuberculose · valeur diagnostique et pronostique.

Palpitations : assez rarement symptomatiques d'une cardiopathie organique. — Epilepsie et maladies du cœur.

Syncopes · pronostic bénin, sauf dans la sténocardie coronarienne et la maladie de Stokes-Adams. Leur origine souvent névrosique.

Arythmies sans tachycardie, peu graves (toxiques ou réflexes), avec tachycardie (tachy-arythmie), indice de cardiopathie artérielle. Arythmie palpitante du rétrécissement mitral

Douleurs précordiales névralgiques peu graves , liées à la coronarite avec leur pronostic sévère. L'angine de poitrine coronarienne n'est pas une dyspnée douloureuse. La dyspnée est toxique, l'angine ne l'est pas. — Douleur opiniâtre, intense, fixe : symptôme d'une tumeur anévrysmale.

Messieurs,

Au cours d'un grand voyage et vers sa fin, il vous est arrivé de jeter un large coup d'œil en arrière pour revoir une dernière fois les régions explorées.

Je suis ce voyageur.

Après une course déjà longue, je veux aussi regarder derrière moi pour mesurer le chemin parcouru.

Dans le lointain, je vois d'abord se dessiner la forte silhouette des anciens qui nous ont précédés et nous ont tracé la route. De loin, ils vous apparaissent petits ; mais, n'est-il pas vrai que nous semblons plus grands en montant sur leurs épaules et en continuant à bâtir le monument scientifique sur leurs solides assises ?

Nous avons tort de trop les oublier, et pour les maladies du cœur nous devrions nous rappeler qu'ils ont vécu dans un temps où, ne connaissant les ressources ni de l'auscultation ni de la percussion, ils attribuaient avec Sénac, en 1749, sans doute, une importance trop prépondérante aux troubles fonctionnels jusqu'à élever quelques-uns d'entre eux, comme les syncopes et les palpitations, au rang de maladies.

Mais, de nos jours et après l'immortelle découverte de Laennec, on a aussi laissé trop dans l'ombre l'étude et la recherche de ces troubles fonctionnels pour accorder une attention exclusive aux signes physiques, aux symptômes d'auscultation et de percussion, tant il est vrai que nous allons toujours d'un excès dans un pire et que l'esprit humain a pu être judicieusement comparé à un homme ivre à cheval retombant d'un côté quand on le relève d'un autre.

C'est contre ces exagérations que je veux réagir depuis longtemps, comme je l'ai dit dans la troisième édition de mon Traité clinique des maladies du cœur et de l'aorte. Le diagnostic et le pronostic d'une maladie du cœur, ainsi que j'espère vous le démontrer, ne sont liés ni à la simple constatation d'un souffle valvulaire, ni à celle d'une matité cardiaque augmentee, et les troubles fonctionnels, — dyspnée, tachycardie, palpitations, hypertension et hypotension artérielle, arythmie et tachy-arythmie, douleurs cardiaques et précordiales, — ne sont-ils pas comme les cris ou les plaintes des organes qui souffrent, ne donnent-ils pas le plus souvent la clef de la science pronostique dont Borsiéri disait qu'elle est « la marque suprême d'un médecin, consistant à présager sûrement ce que la maladie offre d'espérance et de danger, à pénétrer ses tendances, le but où elle marche » ?

Au seuil de ces conferences, telle est ma profession de foi. Elle est brève, comme vous voyez ; et du reste, pourquoi, dit Gustave Flaubert, « gâter ses œuvres par des préfaces et se calomnier soi-même par une enseigne »? Inutile de vous exposer longuement mon programme. Qui en a, l'a bien fait voir durant sa vie et le montre suffisamment dans son enseignement. Je me borne à vous dire que, dans les leçons qui vont suivre, j'ai le désir et l'ambition de vous apprendre les principales choses qu'il faut savoir, au point de vue pratique, dans l'etude des maladies chroniques du cœur. Je suppose que vous les connaissez déjà en grande partie, et j'estime qu'il est inutile de vous exposer à nouveau la valeur d'un souffle valvulaire entendu à la base ou à la pointe, à droite ou à gauche, au moment de la systole ou de la diastole.

### Dyspnée toxique ou mécanique.
### Insuffisance mitrale artérielle et endocardique.

La *dyspnée* est un signe des plus importants dans les cardiopathies, et à ce sujet que lisez-vous dans les livres ? Elle est « cardiaque », c'est un « pseudo-asthme » cardiaque quand elle se montre au cours d'une affection mitrale ; elle est « aortique », c'est un « pseudo-asthme» aortique quand elle est liée à une affection de l'aorte. Cela ne signifie rien du tout, et c'est comme si l'on proclamait que, dans la pneumonie, la dyspnée est pulmonaire. Or, dans cette dernière maladie, il y a même deux sortes de dyspnée : l'une mécanique d'un pronostic peu grave ; l'autre toxique dont la signification est très sévère. Je vous l'ai montré à propos de deux malades du service : l'un, relativement jeune, avait une pneumonie très étendue occupant presque un lobe tout entier avec une dyspnée modérée ; l'autre, plus âgé, ayant une dyspnée intense, ne présentait qu'un petit foyer pneumonique avec quelques traces d'albumine dans les urines. Comme je vous l'avais annoncé, le premier atteint d'une dyspnée simplement mécanique a guéri en quelques jours ; l'autre avec une dyspnée toxique traduisant l'atteinte profonde de tout l'organisme et avec une lésion pulmonaire peu étendue, a fini par succomber rapidement. Quelle erreur de pronostic n'eussiez-vous pas commise si vous aviez fait dépendre celui-ci de la simple et banale constatation des signes physiques et si vous n'aviez pas pris en considération la valeur considérable d'un trouble fonctionnel !

Dans les maladies du cœur, les choses se passent ainsi. La dyspnée est mécanique ou toxique, avec une interprétation pronostique tout à fait différente, comme les deux exemples suivants vous le démontrent.

Au n° 1 de la salle des femmes se trouve une malade de quarante-quatre ans atteinte d'une insuffisance mitrale d'origine endocardique et rhumatismale, avec un souffle systolique en jet de vapeur très fort à la pointe. Elle nous était arrivée en état d'asystolie complète, avec œdème très accusé des membres inférieurs, multiples congestions viscé-rales, nombreux râles de congestion œdémateuse, surtout à la base du poumon gauche, et une dyspnée relativement modérée. Celle-ci était surtout d'ordre mécanique, et la digitaline à haute dose en eut assez promptement raison, comme de tous les accidents asystoliques.

L'autre malade, une femme âgée de soixante-trois ans (au n° 9), présente une insuffisance mitrale de nature artérielle avec souffle systolique serratique relativement léger à la pointe et hypertrophie ventriculaire gauche très accusée. Ici, ni œdème, ni congestions viscérales, aucun indice réel d'état asystolique ou même hyposystolique ; mais dyspnée très intense, d'ordre toxique, empêchant tout sommeil et tout repos, liée comme toujours, dans les cardiopathies artérielles, à l'insuffisance rénale avec ou sans albumine et rapidemment vaincue par le traitement rénal, c'est-à-dire par la médication diurétique et antitoxique de cette dyspnée toxi-alimentaire : lait exclusif pour toute alimentation et théobromine.

Vous le voyez, il a deux sortes d'insuffisance mitrale : l'une d'origine endocardique et rhumatismale avec sa tendance à l'hypotension artérielle et l'asystolie, l'autre de nature artérielle avec sa tendance à l'hypertension et à l'intoxication ; et il y a plus de différences au point de vue clinique et thérapeutique entre ces deux affections de même siège valvulaire qu'entre une insuffisance mitrale et une insuffisance aortique d'origine rhumatismale. Ces mêmes différences se poursuivent pour l'insuffisance aortique endocardique ou artérielle, de sorte que la nomenclature des cardiopathies chroniques doit être à l'avenir absolument modifiée et qu'on ne doit pas les classer d'après leur siège valvulaire, mais surtout d'après leur originé et leur nature.

Donc, avec beaucoup de médecins, vous auriez tort de rester en contemplation devant un souffle valvulaire et d'attribuer une valeur exclusive aux signes physiques ; car il importe de considérer la valeur diagnostique et pronostique des troubles fonctionnels, dont le plus important est la dyspnée. Elle est un élément serieux de diag nostic, puisque toutes les cardiopathies artérielles sont dès le debut très franchement dyspnéisantes, comme je l'ai démontré depuis près de vingt ans, dans mon enseignement et dans les thèses de mes elèves : Tournier, Faure-Miller, Picard, Bohn, Bonneau (1).

Cependant il ne faudrait pas tomber dans certaines exagerations et croire, par exemple, que l'hypertension vasculaire régit l'évolution tout entière des cardiopathies artérielles. Comme je vous le démontrerai plus tard, celles-ci à leur dernière période se mitralisent, lorsque le cœur se dilate et avec lui l'orifice auriculo-ventriculaire, et alors le malade peut succomber aux accidents hybrides de la *toxi-asystolie*. Ce serait donc une faute de croire que le régime simplement déchloruré est suffisant dans ces cas. Il peut bien contribuer à abaisser la tension artérielle surélevée, mais il agit modérément sur l'élément toxique que combat, au contraire, victorieusement le régime lacté exclusif.

Telle est l'opinion que je professe depuis plusieurs annees sur ces deux médications différentes, quoiqu'elles se prêtent un mutuel appui. Telles sont les principales conclusions confirmant cette opinion, conclusions auxquelles est arrivé patiemment mon interne actuel, M. Amblard, dans sa récente thèse inaugurale. Ses recherches sur ce sujet, que je recommande à votre attention, ont été longues, comme il convient à tous ceux qui pensent que la science est une longue patience (2).

---

(1) Tournier, La dyspnée cardiaque, Paris, 1892 — Faure-Miller, Cardiopathies artérielles à type myo-valvulaire, 1892. — Picard, Dyspnee toxique alimentaire, 1897 — G Bohn, Les longues rémissions de la dyspnee toxi-alimentaire dans les cardiopathies artérielles, 1898 — R. Bonneau, La dyspnée dans les maladies du cœur, 1904.

(2) L -A Amblard, Variations quotidiennes des tensions arterielle et artério-capillaire chez les artérioscléreux hypertendus en cours d traitement, Paris, mai 1907.

### Dyspnée dans le rétrécissement mitral.

A propos du rétrécissement mitral, je vais vous montrer maintenant comment la constatation d'un simple trouble fonctionnel, de la dyspnée, peut devenir un élément très sérieux de diagnostic.

De toutes les maladies valvulaires de nature endocardique et rhumatismale ou même d'origine congénitale, la sténose mitrale est la plus dyspnéisante, au point que, lorsque j'observe quelques signes ou l'un des signes physiques du rétrécissement mitral en l'absence de dyspnée bien constatée, je doute de mon diagnostic. Le *rétrécissement mitral des artérioscléreux* évolue souvent sans signes physiques pour des raisons que je vous expliquerai plus tard ; mais dans cette maladie, que l'on croit rare parce qu'elle est presque toujours méconnue, la dyspnée est à son maximum, étant complexe : mécanique par le fait du rétrécissement valvulaire, toxique par le fait de la maladie artérielle. Or, il existe un faux rétrécissement mitral de l'insuffisance aortique, et vous allez en comprendre la genese avec le moyen de le diagnostiquer.

### Faux rétrécissement mitral de l'insuffisance aortique.

Supposez que la valvule moyenne seule de l'orifice aortique soit insuffisante. Alors, au moment de la diastole, la régurgitation sanguine se faisant de l'aorte au ventricule sur le plancher de la grande valve mitrale, fera vibrer celle-ci d'une façon tout à fait particulière à la fin de la pause diastolique, de façon à simuler un souffle présystolique de la pointe et à faire croire à l'existence d'un retrécissement mitral surajouté à l'insuffisance sigmoide. Telle est du moins l'explication que je donne de ce qu'on a appelé le « souffle de Flint ». Comment résoudre la difficulte ? Sans doute, s'il y a en même temps un dédoublement du deuxième bruit à la base, cette difficulté est résolue en faveur de l'existence réelle d'une sténose auriculo-ventriculaire. Mais, quand ce dedoublement est absent, ce qui arrive si souvent dans cette sténose caractérisée essentiellement par la grande variabilité des signes physiques, comment résoudre le problème ? Eh bien, il faut se rappeler que l'insuffisance aortique endocardique est peut-être la cardiopathie la moins dyspnéisante, et en s'appuyant sur ce fait, il devient assez facile de savoir si le rétrécissement mitral est réel ou apparent dans le cours de la maladie de Vieussens-Corrigan. S'il est réel, il y a de la dyspnée; s'il est faux et seulement apparent, il n'y a pas de dyspnée.

### *Insomnie d'origine dyspnéique.*

Voyez-vous maintenant combien sont illusoires les désignations de « dyspnee cardiaque » ou de « dyspnée aortique », combien il importe d'etudier et de comprendre la pathogénie des divers troubles respiratoires observés au cours des cardiopathies ? Je n'en finirais pas si je voulais analyser avec vous : les dyspnées de Cheyne-Stokes, de l'œdème aigu du poumon, des embolies pulmonaires, de l'adipose cardiaque. Je vous renvoie, pour leur étude, à mon Traité des maladies du cœur.

Tout ce que vous devez savoir pour le moment, c'est que les cardiopathies sont, les unes très dyspneisantes, les autres non ou peu dyspnéisantes. Aux premières appartiennent, par ordre d'intensité, le rétrécissement mitral artérioscléreux, toutes les cardiopathies artérielles, qu'elles soient aortiques ou mitrales, le rétrécissement mitral congénital ou endocardique, et, à un faible degré, l'insuffisance mitrale. Aux secondes, l'insuffisance et le rétrécissement aortique de nature endocardique et d'origine rhumatismale, même le rétrécissement pulmonaire.

Vous devez encore bien vous pénétrer de cette idee :
c'est que, si l'*insomnie* se montre tardivement dans les
cardiopathies valvulaires en état d'asystolie, elle existe
d'une façon précoce et souvent avec une grande intensité
en l'absence de tout état hyposystolique et au début même
des cardiopathies artérielles pendant le cours desquelles
elle est le plus souvent liée à l'état dyspnéique. Et je ne
cesse de dire, de répéter encore et toujours : Dans ces cas,
abstenez-vous de la morphine et des hypnotiques ; car alors
vous ajoutez une intoxication à une autre... Sachez que les
malades ne dorment pas parce qu'ils respirent mal ; faites-
les mieux respirer, et ils dormiront. Et c'est ainsi qu'en
calmant la dyspnée le lait exclusif fait dormir et devient
indirectement un excellent hypnotique. Cela, je ne cesse de
l'enseigner depuis de longues années, comme en témoigne
la thèse déjà ancienne d'un de mes élèves (1).

### *Tachycardies ; palpitations ; syncopes.*

Un homme de quarante-cinq à soixante ans se présente
à vous avec une tachycardie modérée (120 à 130), un pouls
tendu, serré et « cordé », comme disaient les anciens. A
cet âge, une tachycardie permanente doit vous faire penser
qu'elle est prémonitoire du bruit de galop. En tout cas, il
n'y a pas de galop cardiaque sans tachycardie, et pour voir
apparaître rapidement celui-ci sous l'oreille, vous n'avez
qu'à faire marcher quelques pas le malade ou à lui faire
exécuter quelques mouvements dans son lit. Alors le
diagnostic s'impose ; et puisque, d'après mes nombreuses
observations, il n'y a qu'un seul bruit de galop symptomatique d'une lésion rénale, dès que vous l'avez constaté, vous

(1) A. GAYRAL, De l'insomnie dans les affections cardiaques et en particulier de l'insomnie d'origine dyspneique dans les cardiopathies
artérielles, Paris, 1897.

pouvez chercher et vous trouverez toujours les signes d'une néphrite interstitielle ou d'une néphrosclérose.

Vous voyez chez un même malade, quel que soit son âge, ces troubles fonctionnels réunis : hypertension artérielle, tachycardie, dyspnée. Alors, vous n'avez pas à hésiter; il s'agit d'une sclérose cardio-rénale à son début ou en cours d'évolution.

La tachycardie très accusée avec hypotension artérielle extrême conduit au phénomène clinique important signalé par Stokes sous la désignation de « rythme fœtal des bruits du cœur », étudié par moi sous le nom d'*embryocardie* et dont la thèse de mon ancien interne Gillet renferme des observations intéressantes (1). C'est là un signe de pronostic très sévère, quoique non toujours mortel, dans le cours des maladies infectieuses et surtout de la fièvre typhoïde; il commande une thérapeutique hâtive et physiologique basee sur la pathogénie du syndrome.

Voici maintenant une *tachycardie paroxystique*, jamais ou presque jamais continue, qui survient brusquement et cesse souvent avec la même brusquerie. Il s'agit de cette intéressante névrose cardiaque, la tachycardie essentielle paroxystique sur laquelle les eaux radio-actives de Bourbon-Lancy exercent une action très efficace, bien démontrée par mon ancien interne, le Dr Piatot (2).

Un malade est atteint d'insuffisance aortique avec ou sans insuffisance mitrale, mais surtout avec complication de cette dernière. Prenez garde à la *tachycardie continue* qui se déclare alors ; elle prépare la thrombose cardiaque et les embolies consécutives. C'est ainsi que l'insuffisance aortique devient une maladie embolisante ; car l'association

(1) H GILLET, De l'embryocardie ou rythme fœtal des bruits du cœur These de Paris, 1888

(2) A PIATOT, Quelques considerations sur les propriétés radioactives des eaux minérales, 1905. — Propriétés radioactives et indications thérapeutiques des eaux thermales de Bourbon-Lancy. 1907.

des deux insuffisances est grave puisque, par la maladie de Vieussens-Corrigan, la régurgitation sanguine de l'aorte dans le ventricule gauche prépare la dilatation de celui-ci, et puisque, par l'inocclusion mitrale, la régurgitation du ventricule dans l'oreillette favorise la dilatation de cette dernière. Il en résulte, surtout avec la tachycardie, une dilatation générale de tout l'organe, et le pronostic devient grave si de bonne heure, même en l'absence de tout indice de décompensation, vous n'avez pas songé, par la digitale, à ralentir les battements du cœur. Car, les tachycardies intenses, comme la tachycardie essentielle paroxystique, prédisposent à la cardiectasie, à la thrombose cardiaque. C'est ainsi que j'ai pu observer dans cette maladie, avec le regretté Merklen, chez une jeune fille de quinze ans, une distension cardiaque considérable avec une embolie cérébrale consécutive, aphasie et hémiplégie droite.

Dans la *tuberculose*, vous avez deux espèces de tachycardies : l'une précoce d'origine mécanique, due à la compression du pneumogastrique par des ganglions trachéobronchiques hypertrophiés et qui s'accompagne souvent de trois ordres de symptômes, de dyspnée, de troubles gastriques et de tachycardie. Celle-ci n'est pas grave par elle-même ; les trois branches du nerf sont prises, et l'on peut ainsi dire que c'est le nerf vague qui divague. L'autre est tardive ; elle survient à la dernière période de la tuberculose, le plus souvent avec hypotension accusée. Prenez garde ! Cette tachycardie est d'origine toxique et d'un pronostic absolument sévère.

Au sujet des fausses maladies du cœur, je vous parlerai plus tard des *palpitations*. Qu'il vous suffise de savoir que, contrairement à l'opinion commune, elles sont rarement un symptôme important des diverses cardiopathies.

Il en est de même des *syncopes* qui constituent bien un symptôme cardiaque, mais qui jamais, ou presque jamais,

ne sont symptomatiques d'une affection cardiaque Elles
relèvent de l'hystérie concomitante ou de l'état nerveux,
ce qui indique toujours un pronostic absolument benin. Mais,
il ne faut pas oublier que, dans l'angine de poitrine coronarienne, la terminaison subite de la maladie se fait par syncope et jamais ou presque jamais par excès de douleur, et
que, dans la maladie de Stokes-Adams, caractérisée souvent
par des complications bulbaires, les accidents syncopaux
et epileptiformes comportent un pronostic sévere.

### *Épilepsie et maladies du cœur*

Puisque je vous parle d'*épilepsie*, je tiens à vous dire
que celle-ci peut devenir un élément serieux de diagnostic
pour les malformations congénitales du cœur Je vous l'ai
demontré au sujet d'une petite fille de six ans, venue a la
consultation du mardi avec le diagnostic d'insuffisance
mitrale et « epilepsie consécutive » : deux erreurs de
diagnostic. Il s'agissait d'une communication interventricu-
laire, c'est-à-dire de la maladie de Roger avec souffle systolique intense en plein cœur, sans propagation dorsale, et
s'entendant jusqu'à la pointe, ce qui avait pu faire croire a
l'existence d'une simple insuffisance mitrale. Les accidents
convulsifs de nature nettement épileptique dont était
atteinte la petite malade nous mirent promptement sur
la voie du diagnostic, et je fis le raisonnement suivant : la
malformation cérébrale se traduisant par l'epilepsie nous
indique ici une malformation cardiaque de même nature,
c'est-a-dire d'origine congénitale, absolument comme dans
les cas de dystrophies congénitales, ou l'on observe en
même temps des deformations diverses et des arrêts de
développement, comme l'hypospadias, l'absence d'appendice
xiphoide, des anomalies dentaires et des deformations
nombreuses du squelette. Car, ainsi que je vous le demon-
trerai et que je l'ai déjà affirmé dans mon Traité des maladies

du cœur, il n'y a pas d'épilepsie ni d'hystérie cardiaque. Il ne s'agit pas ici de complications, mais d'associations morbides reliées entre elles par la même cause qui les a produites, « la loi générale des dégénérescences créant à la fois des tares organiques et des tares fonctionnelles ».

## *Arythmies.*

J'arrive à l'une des questions les plus difficiles de la pathologie cardiaque : celle des différentes *arythmies*. Cependant j'ai déja réussi à m'orienter un peu dans leur dédale, et voici ce que je peux vous dire d'une façon générale au point de vue du pronostic.

Les *arythmies sans tachycardie* sont d'ordinaire peu graves. Elles sont souvent d'origine toxique (abus du café, du thé, du tabac surtout), ou réflexe (maladies du tube digestif, du foie, etc.).

Les *intermittences* et les *faux pas* dont s'effraient tous les malades et quelques médecins n'indiquent presque jamais l'existence d'une affection du cœur. Les malades les croient graves, parce que les intermittences produisent deux ordres de symptômes : une angoisse très profonde qui se montre à la cessation d'un battement cardiaque et qui est souvent confondue avec une angine de poitrine ; une palpitation en coup de boutoir coincidant avec la pulsation exagérée suivant immédiatement l'absence d'un battement cardiaque. Souvent on ne trouve aucune cause pour expliquer ces intermittences, qui reviennent ordinairement par accès et qui ne paraissent même pas devoir être élevees au rang de phénomène pathologique. Vous savez que les chiens, surtout les petites races, ont normalement de l'arythmie et des intermittences. Eh bien, j'ai coutume de dire que certains sujets ont ainsi un cœur de chien, et je ne crois pas me tromper, puisque ces troubles fonctionnels peuvent persister longtemps sans dommage pour la santé, ou disparaître rapidement sans aucune intervention thérapeutique, laquelle, du reste, est dans la plupart des cas absolument inutile.

Tout autre est le pronostic de l'arythmie associée à la tachycardie, c'est-à-dire de la *tachy-arythmie*, surtout lorsqu'on l'observe à un certain âge, par exemple de quarante-cinq à soixante ans. Avec ou sans dyspnée, mais surtout avec dyspnée, elle est l'indice certain de ce que j'ai étudié sous le nom de « cardiopathie artérielle à forme tachy-arythmique », et dont la thèse d'un de mes élèves a fourni de nombreux exemples (1). Mais j'appelle votre attention sur ce point important de thérapeutique : il s'agit ici d'une arythmie presque toujours irréductible. Ne cherchez pas à modifier, à améliorer cette boiterie du cœur par la digitale ou par n'importe quel médicament cardiaque, car vous n'y arriverez pas. Du reste, ce n'est pas pour cette arythmie que le malade vient vous consulter, c'est pour la dyspnée. Ne vous occupez pas de l'arythmie ; elle ne menace pas le malade, elle est ici un élément de diagnostic, mais nullement de pronostic, et encore une fois, vous n'arrivez à la modifier très peu qu'au prix d'une intoxication médicamenteuse.

Il vous faut connaître aussi l'interprétation de ce que j'ai étudié sous le nom d'*arythmie palpitante*, dont vous verrez de bons exemples dans les thèses de mes élèves (2). On l'observe surtout dans le retrécissement mitral avec thrombose auriculaire et menace constante d'embolies. Cette arythmie palpitante, caractérisée par un etat arythmique avec palpitations incessantes, comme l'indique son nom, a pour résultat de masquer plus ou moins complètement les signes physiques du rétrecissement mitral. Dans ce cas,

(1) CARAMANO, Etude sur les cardiopathies artérielles a forme arythmique Thèse de Paris, 1904

(2) M  GERARD, L'oreillette gauche dans le rétrécissement mitral Thèse de Paris, 1894 — E. DURAND  De l'arythmie palpitante dans le rétrécissement mitral Thèse de Paris, 1898

la digitale est deux fois indiquée, comme élément de diagnostic et de traitement : en ralentissant les battements du cœur, en modérant leur intènsité, le médicament permet de découvrir un léger roulement présystolique ou un dédoublement du second bruit ; au point de vue thérapeutique, il retarde la complication de thrombose cardiaque.

## *Douleurs précordiales.*

Les *douleurs cardiaques* ou simplement précordiales constituent un symptôme important des affections du cœur, et je vous en parlerai plus tard. Mais combien nombreuses et différentes ! Les unes, vagues, peu intenses, sont dues à la distension simple du cœur ; les autres, à des névralgies précordiales, sur le trajet des nerfs intercostaux ou des phréniques ; d'autres à la cardioptose, affection peu connue que j'ai constatée assez souvent à la suite de grands amaigrissements provoqués par une maladie grave, ou par la cure trop rapide de l'obésité ; enfin les dernières, les plus importantes et très graves, à la coronarite.

Dans cette vue d'ensemble, je ne puis naturellement étudier toutes ces douleurs. Qu'il vous suffise de savoir pour l'instant qu'il y a des douleurs continues et des douleurs paroxystiques, que les premières sont d'un pronostic généralement bénin, tandis que les secondes, surtout lorsqu'elles sont provoquées par la marche ou par un effort, sont graves et le plus souvent mortelles, puisqu'elles sont l'indice d'une claudication intermittente du cœur, c'est-à-dire d'une angine de poitrine vraie et coronarienne. Quand des phénomènes douloureux surviennent spontanément, sans être produits par la marche ou par un effort, malgré leur intensité, malgré leur longue durée, vous pouvez être convaincus qu'il s'agit de pseudo-angine guérissant toujours ou presque toujours.

Mais, n'allez pas confondre angine de poitrine coronarienne et dyspnée, ni definir avec quelques auteurs la sténocardie « une dyspnée douloureuse », parce que l'angine
de poitrine et la dyspnée toxi-alimentaire surviennent par
la provocation de la même cause, de la marche ou de l'effort.
C'est là une grosse erreur. La dyspnée est un symptôme,
l'angor pectoris en est un autre, et il faut vous rappeler
toujours, comme je ne cesse de le répéter, que dans tous
les cas où ces deux symptômes sont reunis sur le même
malade, celui-ci est dyspnéique par son rein et angineux
par ses coronaires. La dyspnée est toxique et l'angine ne
l'est pas. Vous en avez la preuve dans les résultats de la
thérapeutique. Le régime lacté exclusif fait promptement
disparaître l'élément dyspnéique ; il est sans action sur
l'élément angineux. La médication antitoxique est toute-
puissante dans un cas, inefficace dans l'autre.

Comme je l'ai démontré, il y a quelques années, la douleur, si on sait bien l'analyser, est un symptôme révélateur
d'une *tumeur anévrysmale* qui, pendant de longs mois, peut
ne se manifester que par ce seul signe. Lorsqu'on est en
présence, ai-je dit, de phénomènes douloureux, remarquables par leur opiniâtreté, leur longue durée, leur intensité, quand ils demeurent inexpliqués, lorsqu'ils ont résisté
à toutes les médications habituelles, enfin quand ils présentent des caractères insolites (comme leur fixité dans un
endroit déterminé, la possibilité de leur diminution par
certains changements d'attitude des malades), alors il ne
s'agit pas de véritables névralgies, comme on le croit trop
souvent ; on doit voir là un signe de probabilité en faveur de
l'anévrysme, et, si aucune tumeur n'est encore perceptible,
l'épreuve de la radioscopie devra être tentée pour devenir
un signe de certitude. Sans doute, cette certitude ne
sera pas complète, parce qu'il s'agira encore de savoir la

nature de la tumeur du mediastin. Mais il faut toujours se rappeler que, de toutes les tumeurs intrathoraciques, ce sont les anévrysmes qui donnent lieu à ces sortes de douleurs très caractéristiques et très violentes, parce qu'elles se font par le mécanisme d'une sorte de martèlement ininterrompu.

### *Conclusion.*

Tous ces faits suffisent à démontrer l'importance des troubles fonctionnels dans les maladies du cœur ; non pas que je veuille me priver jamais du secours de l'auscultation et de la percussion, ce qui serait une hérésie. Mais je vous répète que les troubles fonctionnels sont souvent la traduction symptomatique et très fidèle des lésions ou même des complications ; je redis encore qu'il faut savoir écouter les plaintes des organes qui souffrent, et que la dilatation du cœur, par exemple, ne se traduit pas seulement par l'augmentation de la matité précordiale.

En comprenant de la sorte les maladies du cœur, vous ne penserez plus avec Sénac que « leur étude donne l'inutile satisfaction de mieux connaître l'impossibilité de les guérir », ou avec Broussais qu'elles sont simplement des « maladies de pure curiosite ». Mon but est, au contraire, par ces leçons, de vous inspirer confiance dans la sûreté de votre diagnostic et surtout de votre pronostic, dans l'exactitude des indications thérapeutiques comme dans l'efficacité du traitement. J'espère ainsi donner un démenti à Voltaire, à cet incorrigible et perpétuel valétudinaire, qui se vengeait sur la médecine en disant qu'elle consiste à « mettre des drogues qu'on ne connaît pas dans des corps qu'on connaît moins ».

Nous etudierons ces drogues le mieux possible, et après

vous avoir bien fait comprendre la pathogénie raisonnée des divers symptômes et surtout des troubles fonctionnels des diverses cardiopathies, j'espère vous démontrer encore que la médecine de laboratoire, — quoi qu'on pense, quoi qu'on dise, quoi qu'on veuille et quoi qu'on fasse, — reste toujours l'humble servante de la médecine clinique, de la médecine qu'on apprend seulement à l'hôpital ou au lit du malade : de la médecine française.

# DEUXIÈME LEÇON

## CARDIOPATHIES CHRONIQUES ENDOCARDIQUES ET CARDIOPATHIES ARTERIELLES



### *Trois erreurs.*

J'ai dit et prouvé que la simple constatation d'un souffle valvulaire ou d'une matité cardiaque, — triangulaire, pyriforme, rectangulaire, globuleuse, — peut bien servir au diagnostic anatomique, mais nullement au diagnostic clinique.

J'ai montré l'importance des troubles fonctionnels, de cette dyspnée toxi-alimentaire qui nous indique tant de notions nouvelles sur les affections de l'appareil circulatoire. Car elle nous a permis de tirer du chaos des maladies cardiaques cette grande classe des cardiopathies artérielles, encore aujourd'hui trop souvent meconnues, cependant si intéressantes. Cette dyspnée toxi-alimentaire, vous le savez maintenant, est due à l'intoxication alimentaire dans le cours des cardiopathies, intoxication favorisée de bonne heure par l'insuffisance rénale dont sont atteints les malades dès la première période de leur affection. Vous savez encore que la dyspnée n'est pas d'origine cardiaque ni aortique, mais surtout d'*origine rénale*, et que de bonne heure le traitement rénal des cardiopathies artérielles s'impose. Ces faits, simples en apparence, n'avaient jamais été interprétés comme il convient, et il en est résulté une première et grave erreur commise autrefois dans la thérapeutique.

Voici une seconde erreur : On a divisé trop longtemps les maladies du cœur, d'après leur siège anatomique, en affections mitrales et aortiques, et il est temps d'adopter une autre *nomenclature* en opposant aux cardiopathies valvulaires endocardiques d'origine rhumatismale les cardiopathies artérielles qui ont le cœur pour siège et le système artériel pour origine, ces cardiopathies dues à des causes diverses et multiples, comme nous le verrons.

Pendant de longues années, une troisième erreur a été commise. On n'a vu dans les cardiopathies que le cœur central battant sous la quatrième ou cinquième côte, et on n'a pas vu le *grand cœur périphérique* qui bat un peu partout, puisqu'il est constitué par tous les vaisseaux. Or, on ne saurait trop redire que le cœur central est « plus entraîné qu'entraîneur », et ce qui entraîne, c'est surtout le cœur périphérique qui, lui aussi, a ses grandes et petites émotions caractérisées par une vaso-constriction ou une vaso-dilatation plus ou moins accusées. On n'a pas suffisamment compris pendant longtemps que, si l'on devient cardiaque par les artères, on ne devient pas artériel par le cœur ; et l'on devait alors méconnaître l'importance de la cardiosclérose au triple point de vue du diagnostic, du pronostic et du traitement.

Je veux essayer d'exposer, dans une rapide vue d'ensemble, l'histoire clinique de ces cardiopathies artérielles en les opposant aux cardiopathies endocardiques, non pas que j'aie la prétention de ne rien omettre (car il faudrait un grand nombre de leçons pour tout dire) ; mais j'ai le desir surtout de faire bien comprendre la valeur des indications thérapeutiques, mon but étant toujours dirigé vers la pratique médicale.

## *Valeur secondaire de l'auscultation.*

Les signes physiques fournis par l'auscultation et la percussion nous donnent le diagnostic anatomique, et rien de plus. Entre tant d'autres, voici un exemple :

Est-ce que l'intensité d'un souffle valvulaire représente exactement le degré et la gravité de la maladie ? Rien ne serait plus faux que de le croire. Car, chez les enfants et les jeunes gens à fibre myocardique absolument intacte, une insuffisance mitrale peu accentuée peut se traduire par un souffle très fort, tandis que, chez les personnes plus âgees et surtout chez les vieillards, un myocarde affaibli ou dégénéré ne produit qu'un souffle parfois peu accusé, même avec une lesion valvulaire très étendue. Vous ne direz donc pas que dans le premier cas la maladie est grave, et légère dans le second. C'est le contraire qui est la verité, et Stokes, que je cite souvent parce qu'il a vu cliniquement les choses, a émis les trois principes suivants, qui sont à mediter :

« C'est dans les conditions vitales et anatomiques de la fibre musculaire que se trouve la clef de la pathologie cardiaque. — Les altérations valvulaires ont peu d'influence sur la santé générale, tant que le tissu du cœur reste sain. — Dans le traitement des affections valvulaires, nous devons être guidés moins par l'état des valvules que par celui du tissu musculaire cardiaque. »

Stokes n'avait pas tout vu, puisqu'il passait complètement

sous silence l'état du cœur périphérique. Mais continuons notre démonstration.

Vous avez un rétrécissement mitral extrêmement serré, au point que le sang peut à peine pénétrer dans le ventricule ; l'oreillette gauche, très dilatée et non encore hypertrophiée, a perdu une grande partie de sa contractilité et de sa « force de ressort », comme disait Vieussens dès 1711, c'est-à-dire de son élasticité, cela souvent en l'absence même de lésions plus ou moins accentuées de la fibre musculaire. Il en résulte un de ces rétrécissements sans souffle, c'est-à-dire aphones, que vous pourrez faire parler, pour ainsi dire, en augmentant la contractilité cardiaque par le repos et l'administration de la digitale, celle-ci devenant ainsi, comme je l'ai démontré, un élément de diagnostic. Direz-vous alors, parce que le souffle est absent ou parce qu'il est très faible, que la maladie n'est pas grave ?

Voici une insuffisance aortique très large chez un homme profondément anémié après des hémorragies copieuses et répétées. Le souffle diastolique s'atténue et disparaît presque complètement, et cette atténuation ou disparition est en rapport avec la gravité de l'état général, avec la diminution considérable de la tension artérielle. Car, dans la maladie de Vieussens-Corrigan, l'intensité du souffle n'est pas seulement gouvernée par la force du myocarde, mais aussi et surtout par la pression aortique (1). Alors, direz-vous dans ce cas que la maladie n'est pas grave ?

Au sujet du rétrécissement mitral, Potain avait tenté d'établir trois degrés basés seulement sur un phénomène acoustique. Lorsque, disait-il, le dédoublement de la base est à précession aortique, il s'agit du premier degré ;

---

(1) On doit dire « maladie de Vieussens-Corrigan », et non « maladie de Corrigan », parce que j'ai démontré, il y a plusieurs années, que, plus d'un siècle avant Corrigan l'insuffisance aortique avait été parfaitement décrite par Vieussens.

lorsqu'il y a seulement accentuation du second bruit pulmonaire sans dédoublement, c'est le second degré ; lorsque survient un dédoublement à précession pulmonaire, la maladie passe au troisième degré. Pour bien vous faire comprendre ces faits, il faut vous rappeler que le dédoublement du second bruit à la base, — un des signes les plus constants du rétrécissement mitral, — est dû à la différence assez considérable entre les tensions pulmonaire et aortique, et il en résulte alors que les valvules aortiques et pulmonaires ne se ferment pas en même temps. Quand les premières se ferment avant les secondes, on dit que le dédoublement est à précession aortique ; dans le cas contraire, il est à précession pulmonaire, ce qui serait l'indice d'une lésion grave au troisième degré, paraît-il.

Eh bien, je vais vous faire comprendre que ces finesses d'auscultation n'ont pas une grande importance, qu'en tout cas Potain s'est trompé en établissant une confusion entre l'*intensité* d'une lésion et la *gravité* d'une maladie, cette gravité se reconnaissant beaucoup mieux par la constatation des troubles fonctionnels que par celle des signes physiques. Voici la preuve de ce que j'avance :

Dans mon Traité des maladies du cœur (t. III, p. 727), j'ai rappelé plusieurs faits où l'on avait constaté le rétrécissement des trois orifices, mitral, aortique et tricuspidien chez les mêmes sujets (faits de Luton, Broadbent, H. Barth, H. Huchard) avec une survie assez longue, et dans l'observation de mon collègue H. Barth, la malade a succombé incidemment à une bronchopneumonie plutôt qu'aux suites directes de sa maladie cardiaque (1). Sans doute, dans ces cas et principalement dans le dernier, on peut admettre que ces lésions se sont compensées réciproquement; mais il est plus juste de dire qu'ici l'adaptation de tout le système

_______________

(1) H. BARTH, *Soc méd. des hôp.*, 1893.

vasculaire l'a emporté sur la compensation. Il n'y a pas encore, — ai-je ajouté, — d'observations d'une quadruple sténose des orifices du cœur ; mais, si le fait venait à se produire, il est indubitable que ces lésions si considérables pourraient atteindre tous les appareils valvulaires comme si elles n'existaient pas, puisque le debit sanguin serait considérablement diminué à la fois dans la grande comme dans la petite circulation. Ce fait a été en partie réalisé dans un cas déjà ancien dû à Andral, et dans un autre plus récent d'étroitesse congénitale de l'aorte et de l'artère pulmonaire (1). Alors, dans les cas de rétrécissements très serrés des trois orifices mitral, tricuspidien et aortique, l'anatomopathologiste aura le droit de dire que la lésion est considérable, et il appartiendra au seul clinicien d'affirmer que la maladie est plus ou moins grave. Du reste, l'exemple du rétrecissement mitral des artérioscléreux, caractérisé par des signes physiques au minimum et par des troubles fonctionnels au maximum, va démontrer formellement que ceux-ci ont une importance primordiale dans l'histoire clinique des cardiopathies artérielles.

### *Rétrécissement mitral artérioscléreux.*

Il y a trois sortes de rétrécissements mitraux. L'un est pur, congénital, presque toujours spécial à la femme, d'origine assez souvent hérédo-syphilitique ou hérédotuberculeuse ; l'autre, d'origine rhumatismale, souvent associé à l'insuffisance auriculo-ventriculaire ; le troisième, d'origine artérioscléreuse, que j'ai contribué à faire connaître, et dont vous trouverez des observations intéressantes dans la thèse de mon elève le D<sup>r</sup> Blind. On l'a cru et on le croit encore très rare ; quelques-uns en nient même

_______________

(1) H CLAUDE, *Soc. anat.*, 1896.

l'existence, pour une raison facile à comprendre : c'est une maladie latente par les signes physiques, et bruyante par l'intensité des troubles fonctionnels (1). Je dis que c'est une maladie moins rare qu'on le pense : on la méconnaît parce qu'on ignore ses symptômes, et l'on passe bien souvent à côté d'elle sans la voir. Voyons donc les raisons pour lesquelles les signes physiques de cette sténose restent absents ou à peine appréciables.

Depuis longtemps vous avez appris que le dedoublement du second bruit dans cette maladie a une grande importance au point de vue du diagnostic, d'autant plus que les dédoublements physiologiques dont on a tant parlé n'existent pas. Or, il se trouve que ce dédoublement est absent dans une grande partie de l'évolution de la sténose mitrale des artérioscléreux. Pourquoi? Vous allez le comprendre très facilement.

Il est entendu que ce signe est dû au grand écart existant entre les tensions pulmonaire et aortique, la première étant toujours très augmentée dans la sténose mitrale d'origine congénitale ou rhumatismale. Par conséquent, tout ce qui tendra à rapprocher en intensité ces deux tensions devra faire disparaître ce dédoublement. Or, que se passe-t-il dans le rétrécissement mitral des artérioscléreux? Par le fait de la sténose valvulaire, la tension pulmonaire est beaucoup augmentée, et par le fait de la sclérose artérielle surajoutée à la lésion valvulaire, la pression aortique est aussi surélevée. Par conséquent, les deux tensions pulmonaire et aortique vont presque s'égaliser, d'où tendance à la fermeture simultanée des deux soupapes et à la production d'un seul bruit diastolique.

Dans le rétrécissement mitral pur ou rhumatismal, on constate un bruit de roulement ou de râpe présystolique, et

_______________

(1) BLIND, Le retrécissement mitral des artérioscléreux. Thèse de Paris, 1894.

il est à remarquer que cette maladie est caractérisée par une grande variabilité des signes physiques, puisqu'on peut entendre un jour le rythme mitral complet, avec léger ronflement diastolique et roulement présystolique, claquement d'ouverture de la mitrale et claquement de fermeture, dédoublement du second bruit, tandis qu'un autre jour, seul de ces nombreux signes physiques, subsiste le dédoublement du second bruit. Ces variations symptomatiques résultent le plus souvent de l'état d'accélération ou de ralentissement des mouvements cardiaques, et c'est ainsi que la tachycardie atténue ou fait disparaître la plupart de ces signes. Cette tachycardie est de règle dans le rétrécissement artérioscléreux, et c'est ainsi que le ronflement diastolique avec bruit présystolique s'entend à peine.

L'arythmie palpitante dont je vous ai déjà parlé est un symptôme très fréquent du retrécissement mitral des artérioscléreux. Or, elle a pour résultat de masquer le bruit de galop. et même le bruit de roulement présystolique du rétrécissement mitral.

Alors, s'il ne reste plus ou presque plus aucun signe physique, comment arriverez-vous à reconnaître cette maladie? Sans doute, la chose n'est pas toujours facile, mais elle n'est pas impossible.

Tout d'abord, si vous parvenez à abaisser la tension aortique par le repos, le régime alimentaire et tous les agents de la médication hypotensive, vous arriverez à faire reparaître de temps en temps, quoique à un faible degré, le dédoublement du second bruit.

Ensuite, en ralentissant les battements du cœur par le repos et la digitale, vous pourrez faire reparaître encore le roulement présystolique et le ronflement ou grondement diastolique.

Mais, comme dans toutes les cardiopathies artérielles, les troubles fonctionnels ont ici une importance capitale.

Par elle-même, la sténose mitrale est très dyspnéisante ; elle l'est encore davantage lorsque l'artériosclérose lui est surajoutée. Donc, dans le rétrécissement mitral artério- scléreux, la dyspnée est à la fois mécanique et toxique : mécanique par le fait de la sténose auriculo-ventriculaire, qui équivaut à une ligature incomplète des veines pul- monaires, et toxique par le fait de l'artériosclérose. Vous ferez disparaître la dyspnée toxique par le régime lacté exclusif, et, quelques jours après, vous atténuerez beau- coup la seconde, sans jamais la faire disparaître, par la digitale. Les mensurations de la capacité respiratoire que nous avons faites à ce sujet, avec le spiromètre à eau de Du- pont, et que nous avons contrôlées dans notre service avec le concours de M. Charlier, par l'ingénieux procédé chi- mique de Gréhant, ont presque la valeur d'une expérience.

Puis, dans ce rétrécissement mitral artérioscléreux, vous trouverez d'autres accidents que vous ne rencontrez jamais dans la sténose mitrale pure, parce que ces accidents sont liés au développement de l'artériosclérose sur de nombreux organes : angine de poitrine par coronarite, œdème aigu du poumon par aortite et néphrosclérose, polyurie que Willis et Gendrin avaient notée dans le cours de certains rétrécis- sements mitraux sans en connaître la cause réelle, laquelle réside dans la complication rénale, albuminurie légère pour la même raison, hémorragies cérébrales, alors que les embolies sont plus fréquentes dans les deux premières formes du rétrécissement mitral, arythmie palpitante, etc.

Ainsi, cette sténose mitrale des artérioscléreux, si sou- vent méconnue, prend une grande importance. Elle est d'un pronostic grave pour deux raisons : à la fois maladie car- diaque et maladie artérielle, elle présente les dangers des deux hypertensions pulmonaire et aortique.

Comme je le disais, il y a plus de dix ans, dans un cha- pitre que vous me permettrez de vous reproduire au sujet des « notions génerales sur le traitement des maladies de l'appareil circulatoire », la sténose mitrale des artériosclé-reux, maladie hybride, est faite de contrastes (1).

Le rétrécissement mitral pur atrophie ou rétracte le ventricule gauche ; l'artériosclérose, qui lui est surajoutée, tend à l'hypertrophier. L'affection valvulaire aboutit à la dilatation et à l'hypersarcose du ventricule droit ; l'affection artérielle est sans action sur lui. Le pouls de la première maladie est petit et dépressible avec tension artérielle au minimum ; celui de la seconde est serré, concentré et cordé avec une tension artérielle au maximum. Siège de l'hypertension vasculaire dans la petite circulation chez le mitral ; dans la grande, chez le scléreux. Dans la sténose mitrale, le cœur « est réglé pour un petit travail » ; dans la sclérose artérielle, le cœur a un gros travail à effectuer. Là, retrait de l'aorte ; ici, dilatation aortique. Terminaison fréquente par cachexie veineuse dans celle-là ; terminaison possible par cachexie artérielle dans celle-ci.

Ces deux affections, parfois associees, paraissent s'exclure ; elles sont antagonistes, mais non compensatrices ; elles s'associent pour s'aggraver, non pour s'atténuer ; les signes physiques sont diminués, effacés par les signes physiques de l'autre ; mais l'hypertension vasculaire dans le poumon s'ajoutant aux effets de l'hypertension dans tout le système aortique, il en résulte, au contraire, des conséquences graves avec lesquelles la thérapeutique aura de bonne heure à compter.

Car, l'atténuation des signes physiques est loin de commander celle des troubles fonctionnels. Dans le rétrécissement mitral des artérioscléreux, la dyspnée, l'arythmie cardiaque, l'angine de poitrine coronarienne, les hémorragies cérébrales, une albuminurie souvent légère (quoique

_______________

(1) *Thérapeutique appliquée*, Paris, 1890.

d'une grave signification, puisqu'elle est liée à la sclérose rénale concomitante et nullement à des poussées asystoliques) deviennent les éléments sévères de pronostic. Au point de vue thérapeutique, cette question a un grand intérêt, et en présence d'un de ces malades atteints d'oppression intense, on ne verra pas seulement le rétrécissement mitral, maladie dyspnéisante par elle-même, on ne verra pas seulement une dyspnée mécanique résultant d'un état congestif du poumon dû à une sorte de ligature des veines pulmonaires, mais on pensera à la dyspnée rénale ou hépatique, d'origine toxique et alimentaire, d'où une médication spéciale par l'alimentation et le régime lacté ou lacto-végétarien.

Voilà une maladie hybride bien singulière, dans laquelle l'atténuation des signes physiques d'une lésion accentue les troubles fonctionnels de l'autre, et quoique toutes deux aient le même siège. Elle a dû passer inaperçue, et ses indications thérapeutiques ont été non moins souvent méconnues.

### *Insuffisances valvulaires d'origine artérielle.*

Arrivons à l'insuffisance aortique.

Dans tous vos livres, vous lirez que c'est une maladie grave, parce qu'elle expose à la mort subite.

Oui, cela est vrai ; mais pas pour toutes les insuffisances aortiques.

Autrefois, Morgagni, Hodgson en 1819, ont décrit la dilatation de l'aorte et l'aortite chronique (1). Puis Stokes, vers 1858, a entrevu deux espèces d'insuffisances aortiques : l'une chez les jeunes, après une « cardite rhumatismale » ; l'autre survenant de trente à cinquante ans, non franchement inflammatoire, d'après lui, par dépôt de matières athéromateuses, « résultat d'un état pathologique et de l'organisme

_________

(1) HODGSON, *Traité des maladies des artères et des veines*, 1819

entier ». Enfin, en 1873, Peter insiste très judicieusement sur les différences symptomatiques qui séparent l'insuffisance « endocarditique » de l'insuffisance endartéritique », celle-ci survenant surtout chez « les goutteux, les surmenés, les libertins, les ivrognes et les tabagiques ». Il écrit cette phrase : « Dans cette dernière insuffisance, c'est l'aortite qui fait tout le mal ; l'aortite détermine la névrite du plexus cardiaque, laquelle donne lieu, d'une part à des accès de dyspnée, et d'autre part à des accès d'angine de poitrine. » De cette notion résultait un traitement par les révulsions locales, par les cautères, les pointes de feu, l'iodure, dont on abuse tant, par l'arsenic, et même par la teinture de colchique lorsque l'aortite est d'origine goutteuse.

Or, Peter est parti d'un principe juste pour ne voir que la moitié de la vérité et pour commettre beaucoup d'erreurs. D'abord, la notion étiologique ne commande pas ici la médication, et on ne guérit pas plus une aortite goutteuse par la colchique qu'on ne guérit sûrement une affection para-syphilitique par le mercure ou même par l'iodure. Puis, ce n'est pas l'aortite qui fait tout le mal dans l'insuffisance aortique que j'appelle *artérielle* pour l'opposer à l'insuffisance aortique endocardique d'origine rhumatismale : c'est le rein qui fonctionne mal et qui favorise de bonne heure la production d'accidents toxiques ; c'est la lésion des artères, c'est l'arterite plus ou moins généralisée qui fait tout le mal. La maladie est au cœur, mais le danger est aux artères, il est au rein surtout ; et lorsqu'un artériel présente un souffle systolique à la pointe, je dis et j'affirme que ce souffle n'a qu'une importance secondaire, parce que ce malade est mitral par le souffle, artériel par la maladie. Je dis encore qu'il y a deux sortes d'insuffisances aortiques : l'une de nature endocardique et d'origine rhumatismale, dans laquelle la lésion valvulaire constitue toute la maladie ; l'autre, artérielle et non pas seulement aortique, dans laquelle la maladie artérielle domine la lésion ; affection localisée dans un cas, généralisée dans l'autre. Aussi, quelles différences cliniques les séparent !

Dans la seconde, hypertension artérielle plus ou moins accusée avec toutes ses conséquences ; souvent angine de poitrine vraie par coronarite ou aortite péricoronarienne, d'où la continuelle menace de mort subite ; accidents toxiques constants, vertiges, dyspnée toxi-alimentaire, œdème aigu du poumon, albumine, par suite de l'insuffisance rénale.

Dans la première, c'est-à-dire dans l'insuffisance aortique endocardique d'origine rhumatismale, ni dyspnée, ni angor pectoris, ni œdème aigu du poumon, ni crainte de mort subite ; maladie longtemps silencieuse par les troubles fonctionnels, aussi peu dyspnéisante que l'autre l'est d'emblée et avec une sévère intensité ; maladie dans laquelle prédominent les complications d'ordre mécanique, tandis que dans l'insuffisance artérielle le rôle de l'intoxication est prépondérant. Cela est si vrai que l'on peut voir une insuffisance aortique rhumatismale du jeune âge s'artérialiser en quelque sorte à un âge plus avancé, de quarante-cinq à soixante ans, par le fait de la goutte, de l'alimentation ou d'autres causes encore, déterminant avec l'évolution de l'artériosclérose toutes les complications toxiques que nous venons de signaler.

Cette distinction clinique s'applique à toutes les lésions valvulaires, par exemple à l'insuffisance mitrale, ce qui prouve qu'ici encore, lorsque la maladie est artérielle, ce n'est pas l'aortite qui fait le mal, comme disait Peter.

Voici deux femmes : l'une âgée de quarante ans environ, avec une insuffisance endocardique d'origine rhumatismale arrivée à la période asystolique marquée par une dyspnée relativement modérée ; l'autre, âgée de soixante-trois ans avec une insuffisance mitrale peu accentuée, un souffle systolique beaucoup moins fort, mais en l'absence d'hyposystolie, souffrant d'une dyspnée extrêmement intense, que nous avons fait rapidement disparaître à l'aide du régime lacté, puis lacto-végétarien, alors que chez la première malade la digitaline a fait tous les frais de la médication.

Relativement à l'insuffisance mitrale, voilà une distinction clinique qui n'a pas encore été faite, et il y a là une omission des plus regrettables. C'est même une erreur clinique qui se double d'une erreur anatomique. Car, depuis longtemps, j'ai dit que le système artériel commence à la grande valve mitrale, dont le plancher se continue en quelque sorte avec les valvules sigmoïdes de l'aorte; les lésions scléreuses de celles-ci se propagent naturellement vers la grande valve, alors simultanément atteinte; aussi, dans certains cas, on peut entendre un souffle que j'ai appelé *mitro-aortique*, parce qu'il existe aussi bien à la base qu'à la pointe, en raison même de l'altération concomitante des valvules aortique et mitrale, dont la grande valve appartient au système artériel, tandis que la petite valve fait suite à l'endocarde. Ce fait a été ensuite démontré au double point de vue anatomique et physiologique par mes deux anciens internes MM. Weber et Deguy dans leur excellente étude sur la région mitro-aortique (1).

Tout ce que je viens de dire est applicable encore au rétrécissement aortique endocardique d'origine rhumatismale et au rétrécissement aortique artériel, celui-ci beaucoup plus frequent.

Nous pouvons maintenant aborder rapidement dans une vue d'ensemble l'évolution clinique des cardiopathies arterielles.

(1) Weber et Deguy, *Archives de medecine experimentale et d'anatomie pathologique*, 1897.

### *Évolution des cardiopathies artérielles.*

J'ai décrit quatre types principaux de cardiopathies artérielles : la forme *myo-valvulaire* dont je viens de vous
parler au sujet des insuffisances aortique et mitrale de
nature artérielle, cette désignation servant à démontrer que
toujours le muscle est atteint en même temps ou même
avant l'appareil valvulaire ; la forme *cardio-rénale* dans
laquelle, tantôt le rein est atteint avant le cœur, tantôt le
cœur avant le rein ; la forme *cardio-bulbaire* produisant le
syndrome de Stokes-Adams, sans doute par lésion du faisceau
de His, mais compliquée, comme toute cardiopathie artérielle, par des lésions du rein, des artères coronaires et en-
céphaliques ; la forme *tachy-arythmique* dans laquelle l'arythmie est un symptôme presque toujours irréductible.

Comme je l'ai démontré encore depuis de longues années,
on doit reconnaître à des cardiopathies trois périodes principales : la première est *artérielle*, elle est constituée par des
accidents toxiques parmi lesquels déjà la dyspnée toxi-
alimentaire encore peu accentuée, souvent par un degré
plus ou moins accusé d'imperméabilité rénale, cette intoxication et cette imperméabilité renale produisant l'hypertension artérielle, le plus souvent sans lésions au moins
appréciables par l'investigation clinique. C'est ce premier
stade que j'ai désigné et étudié sous le nom de *présclérose* ;
il est très utile à connaître, puisqu'alors en combattant
l'intoxication et l'impermeabilité rénale, et non pas
seulement l'hypertension artérielle qui est un effet, on peut
arriver à la guérison de la maladie, comme je l'ai démontré
à l'Académie de médecine, le 15 janvier 1907, dans une
communication sur le traitement de la présclérose.

Mais, au point de vue thérapeutique, n'oubliez jamais que
l'intoxication domine toute l'histoire pathologique des car-

diopathies artérielles; elles commencent par l'intoxication, elles continuent par l'intoxication, elles finissent par l'intoxication. De sorte que s'attaquer à un seul symptôme, à l'hypertension, c'est commettre une grave erreur : c'est combattre un effet avant de viser la cause, c'est croire que l'on peut guérir une maladie en cherchant à faire disparaître un symptôme, toujours d'une façon temporaire.

Plus tard, la maladie entre dans la période *cardio-artérielle*, lorsque la lésion vasculaire, de périphérique, devient centrale, et lorsqu'elle atteint le myocarde lui-même. Mais, il ne faut pas oublier qu'il est des cas où d'autres scléroses viscérales, celles du rein et du foie par exemple, précèdent celle du cœur.

Enfin, la troisième et dernière période, *mitro artérielle*, est caractérisée par la dilatation des cavités cardiaques et des orifices correspondants. C'est ainsi que la maladie artérielle se mitralise avec une tendance à l'hypotension vasculaire, à l'hyposystolie d'abord, à l'asystolie ensuite, mais toujours compliquée de phénomènes toxiques, d'où le nom de *toxi-asystolie* que je lui ai donné, pour bien démontrer que la thérapeutique doit obéir toujours à deux indications thérapeutiques visant à la fois le rein et le cœur, l'insuffisance de ces deux organes, l'intoxication et l'asthénie cardio-vasculaire.

Les différences entre les cardiopathies valvulaires et les cardiopathies artérielles se poursuivent dans l'étude des causes. Pour les premières, la principale cause est le rhumatisme, quoiqu'on puisse invoquer d'autres maladies infectieuses, beaucoup plus rares. Pour les secondes, les causes sont nombreuses, et c'est ce qui explique leur extrême fréquence. Parmi elles, il convient de signaler la *goutte*, qui est aux artères ce que le rhumatisme est au cœur ; l'hérédité sous la forme d'*aortisme héréditaire* que j'ai fait connaître , le *saturnisme*, peut-être l'*alcoolisme* et la *syphilis*, mais le plus souvent le *régime alimentaire* sous forme de régime carné intensif, dont j'ai montré les méfaits sur le système artériel en introduisant dans l'organisme des toxines éminemment vaso-constrictives. A la *ménopause*, certaines femmes, prédisposées d'ailleurs par leurs antécédents, deviennent arterioscléreuses et aortiques. Pourquoi? C'est probablement parce que les fonctions ovariennes, promptement supprimées, privent l'organisme d'un frein hypotenseur, s'il est vrai, comme l'a dit Livon (de Marseille), que l'ovaire est doué de propriétés hypotensives. Cette explication, que je donne pour ce qu'elle vaut, semble cependant confirmée par les bons effets que j'ai constatés sous l'influence de l'opothérapie (mieux appelée organothérapie) ovarienne.

On a dit que l'artériosclérose pouvait être une des suites éloignées de certaines maladies infectieuses aigues, comme la fièvre typhoïde. Je ne nie pas le fait, mais je puis affirmer que je ne l'ai jamais constaté.

### *Quatre lois cliniques et thérapeutiques.*

Il m'est impossible d'étudier ici complètement l'évolution clinique des cardiopathies artérielles, dont vous trouverez la longue description dans les deux premiers volumes de mon Traité des maladies du cœur et de l'aorte. Mais l'énoncé des quatre lois cliniques suivantes que j'ai établies permettra de comprendre cette évolution :

1° L'artériosclérose du cœur, comme l'artériosclérose généralisée, étant l'effet et non la cause de l'hypertension artérielle provoquée ellemême par l'intoxication, est caractérisee, pendant la plus grande partie de son évolution clinique, par les symptômes relevant de ces deux faits ; d'où l'indication de combattre l'intoxication d'abord, c'est-à-dire la cause, l'hypertension ensuite, c'est-à-dire l'effet ;

2° Dans l'artériosclérose, sous l'influence des sténoses artérielles, organiques par endartérite, fonctionnelles par spasme vasculaire, tous les viscères et appareils sont en imminence continuelle de fatigue ou de méiopragie : d'où l'indication de mettre les organes au repos ;

3° L'insuffisance rénale est un symptôme précoce et constant des cardiopathies artérielles : d'où l'indication de leur traitement rénal des le debut ;

4° Les cardiopathies artérielles commencent, continuent et finissent par l'intoxication : d'où l'utilité du traitement antitoxique à toutes les périodes de la maladie.

Ces quatre lois sont très importantes, non seulement pour faire connaître rapidement l'évolution clinique des cardiopathies artérielles, mais aussi et surtout pour permettre de comprendre les principales indications thérapeutiques. Celles-ci sont très utiles à discerner dans une maladie que vous pouvez non seulement réduire au silence dès le debut, mais encore beaucoup améliorer aux dernières periodes à l'aide d'une médication rationnelle, que j'etudierai bientôt.

# TROISIÈME LEÇON

## FAUSSES CARDIOPATHIES.
## MALADIES FONCTIONNELLES DU CŒUR

PALPITATIONS. — Symptôme cardiaque, mais non pas d'une affection cardiaque — Origine toxique . théisme, caféisme, tabagisme Angines de poitrine tabagiques (gastro-tabagique, spasmo-tabagique, scléro-tabagique) Origine réflexe gastro-intestinale des palpitations. Origine vasculaire due a la vaso-construction périphérique et apparaissant a la ménopause et pendant la menstruation. Dilatation du cœur et pseudo-anémie angiospastique. Aortite et artériosclérose de la menopause

TROUBLES CARDIAQUES de la puberté (palpitations, pseudo-hypertrophie cardiaque), de la grossesse (fausse dilatation du cœur), des anémiques (fausse dilatation du cœur droit)

PALPITATIONS REFLEXES OU TOXIQUES d'origine gastro-intestinale, mecanique, nerveuse, toxique. Le cœur droit ne se dilate pas consécutivement aux affections gastriques Frequence des troubles fonctionnels.

FAUSSES PALPITATIONS — Hyperesthésie de la paroi précordiale, névralgie intercostale. Conséquences thérapeutiques.

TACHYCARDIES; LES DEUX FREINS DU CŒUR, vasculaire et nerveux. Tachycardie, symptôme de tuberculose au début, par compression , tachycardie toxique Asystolie nerveuse par tachycardie et asystolie par asthénie cardio-vasculaire Leur opposition, leur évolution, leur traitement Tachycardie des alcooliques, ses trois formes.

PSEUDO-MYOCARDITES dans la fievre typhoïde, la grippe . simples troubles de l'innervation cardiaque Abus de la myocardite Syndrome myocardique dans la cirrhose atrophique avec thrombose d'une des veines mésaraïques , a la période terminale des cirrhoses atrophiques, en l'absence de lésion du myocarde Myocardites secondaires bien influencées par le massage abdominal A la suite des grandes opérations (ovariotomie, corps fibreux de l'utérus), tachycardies d'origine thyroidienne

INTERMITTENCES CARDIAQUES vraies ou fausses, conscientes et inconscientes Leur valeur diagnostique et pronostique

SYNCOPES, jamais symptomatiques d une affection cardiaque, sauf dans la maladie de Stokes-Adams Cause dans l'hystérie concomitante, ou l'état nerveux Association des maladies du cœur et des névroses et fausse apparence de gravite.

PRÉCORDIALGIES par distension du cœur, cardioptose, névralgie du plexus cardiaque ou nevrite, coronarite,

CLAUDICATION INTERMITTENTE DU CŒUR  stenocardie coronarienne.
DIAGNOSTIC DE L ANGINE DE POITRINE vraie provoquée par l'effort, avec
    accès spontanés pendant la nuit; de l'angine de poitrine fausse dont
    les accès surviennent spontanément et sans effort
TOPOALGIES, algies centrales des neurasthéniques  Leur traitement
NEURASTHENIE PULSATILE. — Aorte pulsatile et erreurs de diagnostic.
SOUFFLES EXTRACARDIAQUES. — Leur valeur diagnostique et pronostique.

Avec une apparence de raison, on a dit : Il n'y a pas de
fausses maladies, il n'y a que de faux diagnostics. Cela est
vrai. Mais, c'est précisément parce qu'il y a de faux dia
gnostics qu'il importe d'en parler et de faire connaître aux
praticiens les erreurs qu'ils peuvent commettre tous les
jours. Ces erreurs sont très nombreuses, et l'on regarde
fréquemment comme atteints d'une cardiopathie organique
des sujets qui ne présentent que de simples troubles fonctionnels. On abuse de la myocardite que l'on voit un peu
partout ; on a une tendance à croire que les maladies du
cœur sont limitées aux lésions valvulaires ou myocar-
diques, et l'on ne tient pas un compte suffisant des troubles
d'innervation cardiaque, de même que l'on attribue trop
souvent au cœur certains états tachycardiques ou arythmiques de nature réflexe ou toxique, ou encore d'origine
purement thyroïdienne.

La leçon d'aujourd'hui voudra faire justice de ces exagérations et de ces erreurs.


### *Palpitations.*


Au sujet des *palpitations*, deux affirmations contraires
ont été emises, comme cela survient souvent en médecine, puisque derrière Hippocrate il y a toujours un Galien
qui veille.

Ainsi, Gendrin disait que les « palpitations surviennent
comme symptômes de la plupart des maladies du cœur.
Il avait tort, et malheureusement son erreur a encore

cours aujourd'hui, non seulement parmi les malades, mais aussi parmi les médecins. Mais Laennec, qui ne s'est presque jamais trompé, n'était pas de cet avis, puisque, d'après lui, « les palpitations sans lésions organiques sont souvent plus incommodes que les autres », et dès 1749, Sénac avait dit de son côté : « Les palpitations surviennent surtout dans les maladies où il n'y a aucun vice du cœur. »

Telle est la vérité, et quoique la chose de prime abord puisse sembler extraordinaire, dans plus de la moitié des cas, les palpitations ne sont pas symptomatiques d'une affection du cœur. Quand vous voyez un malade venir s'en plaindre à vous sans accuser d'autres symptômes, vous pouvez déjà penser qu'il n'a pas une réelle maladie du cœur, qu'il n'a que des palpitations toxiques, réflexes ou anémiques, en l'absence de toute lésion organique.

Il y a une quinzaine d'années, une jeune femme très mondaine arrive en coup de vent dans mon cabinet et me regardant bien en face : « Docteur, — me dit-elle, — j'ai une affection du cœur, je sais à l'avance que vous me direz le contraire ; mais je souffre de palpitations incessantes, extrêmement pénibles, et je n'ai aucun doute sur la gravité de mon état. » Après l'avoir examinée de mon mieux et après avoir constaté de la façon la plus formelle qu'il n'y avait aucune affection du cœur, valvulaire ou autre, je lui affirmai qu'il s'agissait de palpitations nerveuses, et je lui prescrivis d'une façon un peu banale, je dois le dire, l'inévitable bromure de potassium et le non moins inévitable valérianate d'ammoniaque.

A vrai dire, je n'étais satisfait ni de mon diagnostic ni de mon traitement, lorsque j'avisai un carnet que la malade avait laissé sur mon bureau. Je lui demandai la permission de parcourir ce carnet de visites, et je vis que celles-ci étaient au nombre d'une douzaine dans la journée. Elle m'apprit qu'à chacune de ces visites, presque tous les jours, elle mangeait des gâteaux et buvait une ou deux tasses de thé. — « Hé bien, lui dis-je, les gâteaux n'ont peut-être qu'un inconvénient, celui de gâter votre estomac ; mais le the que vous prenez avec exageration est pour moi la cause de ce que nous appelons l'éréthisme cardiaque et de vos palpitations. Cessez pendant quelques mois vos trop nombreuses visites, abandonnez l'abus du thé, et tout cela disparaîtra sans aucun médicament. »

Chose extraordinaire, elle tint compte de ma prescription, et quelques mois après, elle revint me dire toute joyeuse que j'avais bien vu, puisque ses palpitations, si rebelles jusque-là, avaient presque complètement cessé.

Je n'avais pas un grand mérite à la chose, parce que je savais que le *théisme* détermine souvent un état d'éréthisme cardiaque très accusé, ainsi que l'ont démontré Percival dès 1817, et Stokes beaucoup plus tard. En Amerique, Morton (de New-Yorck) et Bullard (de Boston) ont décrit la « maladie des dégustateurs de thé », caractérisée par de l'insomnie, de la surexcitation cérébrale, de la céphalalgie, quelques hallucinations, des troubles dyspeptiques, surtout par des palpitations et un état particulier de neurasthénie. Il faut y ajouter encore, comme j'en ai signalé quelques exemples après Stokes, des manifestations pseudo-angineuses qui peuvent en imposer à tort pour une véritable angine de poitrine. Le fait n'a du reste rien d'étonnant, puisque le thé renferme plus de 2 p. 100 de cafeine, tandis que le café n'en contient que 0,20 à 0,80.

Ceci m'amène à parler des palpitations bien connues par abus du *café*. A ce sujet, je me rappelle toujours que, dans l'annee de préparation de mon internat, je prenais beaucoup de cafe dans la journée pour me permettre de travailler davantage pendant la nuit. Il en était résulte des accidents de *caféisme* bien étudiés par Guelliot (de Reims) en 1885, ensuite par Max Cohn en Allemagne. Ces accidents sont caractérisés par un léger tremblement des membres, par de l'angoisse précordiale, des palpitations fréquentes, quelques nausées, surtout par des troubles vaso-moteurs consistant en sueurs abondantes et profuses.

Je n'insiste pas sur cette cause bien connue d'eréthisme cardiaque et de palpitations toxiques.

Le *tabac* est un poison du cœur ou plutôt et surtout des vaisseaux, à ce point que j'ai pu dire qu'il est comme la strychnine du système vasculaire. En effet, il a été démontre par Cl. Bernard que la nicotine determine une vaso-constriction extrèmement accusée. Sur les différentes branches du pneumogastrique, elle produit encore des troubles circulatoires, gastriques et respiratoires. Au cœur, on voit naître des palpitations, de l'arythmie, de la tachy cardie, de l'angine de poitrine fausse ou vraie : palpitations par vaso-constriction périphérique ou d'origine reflexe due aux troubles gastriques ; arythmie et tachycardie par atteinte portée à l'innervation du nerf vague ; pseudo-angine de poitrine pour les mêmes causes ; angine de poitrine vraie par spasme des coronaires ou même par sclérose de ces vaisseaux. Car, j'ai pu distinguer trois sortes d'angines de poitrine tabagiques : une pseudo-angine d'origine stomacale (*angor gastro-tabagique*) ; une angine vraie, grave par spasme des coronaires (*a. spasmo-tabagique*) ; une angine plus grave encore, heureusement très rare, par sclérose de ces mêmes vaisseaux (*a. scléro-tabagique*). Dans les deux derniers cas, le pronostic est sévère, puisque la mort subite peut en être la terminaison.

Quand on constate chez un sujet des palpitations, on a l'habitude de chercher trop souvent dans le cœur l'origine de celles-ci. Nous savons déjà qu'elles sont souvent d'*ordre réflexe* et que la meilleure manière de les faire disparaître est de diriger la thérapeutique du côté des fonctions gastro-intestinales plus ou moins troublées. Donc, la médication doit viser avant tout l'estomac, le foie ou l'intestin.

D'autres fois, les palpitations sont d'*origine vasculaire*, dues à un état de vaso-constriction périphérique contre lequel le cœur lutte en palpitant. A ce sujet, je vous rappelle l'histoire rapportée par mon interne Milhiet, relative à une femme de vingt-huit ans, souffrant de palpitations intenses contre lesquelles ni la digitale, ni aucun des médicaments cardiaques, ni aucun des médicaments dirigés contre des troubles hypothétiques de l'estomac et de l'intestin n'étaient parvenus à modérer l'intensité (1). En examinant plus attentivement cette femme, je me suis aperçu qu'elle était atteinte d'une vaso-constriction périphérique considérable confinant à la syncope locale des extrémités et caractérisée par des vertiges fréquents, par des accès de pâleur des membres supérieurs et inférieurs, sur lesquels se montraient de temps à autre des marbrures plus ou moins accentuées, par de la polyurie, par un état paroxystique d'hypertension artérielle. Chez cette femme, le cœur central souffrait par le cœur périphérique en état de vaso-constriction ; et alors, en instituant la médication hypotensive par le régime, par les médicaments vaso-dilatateurs (nitrite d'amyle, trinitrine, tétranitrol, nitrite de soude), par les massages et les frictions sur les membres, j'ai réussi à faire disparaître d'une façon assez rapide cette affection rebelle à tous les moyens thérapeutiques.

J'insiste sur ces faits depuis de longues années, et d'autres auteurs les ont également observés sous des noms divers :

(1) *Journal des Praticiens*, 1898.

*dilatation du cœur angiospastique*, d'après Jacob en Allemagne (1895), *pseudo-anémie angiospastique* de Vermehren
en Danemark (1). Dans ces cas, on observe fréquemment
de la pâleur de la face, des vertiges, du refroidissement
des extrémités, des palpitations douloureuses, un pouls
dur et petit, la sensation d'angoisse due à la cardiectasie
consécutive. Alors, la maladie du cœur n'est qu'apparente ;
ce n'est pas au cœur central que la thérapeutique doit
s'adresser, c'est au cœur périphérique, dont il convient de
combattre énergiquement l'état spasmodique.

L'étude de la tension artérielle pendant la *menstruation*
m'a conduit depuis longtemps à la conclusion suivante :
augmentation de cette tension pendant les jours qui la
précèdent, et surtout lorsque le flux cataménial se produit
incomplètement ou difficilement, comme dans certaines dys-
ménorrhées ; chute de cette pression à la fin des menstrues et
pendant les jours qui les suivent. Ces faits, que j'ai signalés
dès 1889, viennent d'être confirmés à seize ans de distance
par les nouvelles recherches de mon distingué collègue
Siredey et de son interne Francillon, qui s'expriment presque dans les mêmes termes : « Les brusques modifications
de la pression artérielle consistent en un double phénomène qui se reproduit avec une netteté très concluante :
accroissement de la pression artérielle au début de l'époque
menstruelle et abaissement de cette pression au-dessous
de la moyenne à la fin de la menstruation (2). »

Ainsi que je le dis dans mon Traité des maladies du
cœur, dans les cas où la ménopause s'établit d'une façon
anormale et trop rapide, les femmes sont absolument dans
la situation de celles qui vont avoir leurs règles. Et c'est
ainsi que, privées physiologiquement de l'ovaire, organe

(1) *Hospitalstidende*, Copenhague, 1902.
(2) *Société médicale des hôpitaux*, 7 avril 1905.

hypotenseur, elles peuvent présenter pendant des mois et des années une tension artérielle plus ou moins surélevée. Il en résulte une cause de palpitations, puis d'altérations artérielles aboutissant à l'*aortite* et à l'*artério-sclérose de la ménopause*. Le première période est fonctionnelle, en l'absence de toute lesion cardio-artérielle.

Stokes, le premier, avait déjà parlé de « palpitations hystériques succédant, chez les femmes, à la cessation physiologique des fonctions utérines ». Mais il n'en avait compris ni l'importance ni le mécanisme, et il attribuait faussement ces troubles fonctionnels à l'hystérie, alors que, par une etrange contradiction, il en cite par exemple un cas, chez une femme de cinquante ans « qui jusque-là s'était très bien portée et n'avait présenté aucun accident hystérique ». Ce n'est que beaucoup plus tard, en 1884, que Clément (de Lyon) a décrit la cardiopathie de la ménopause, sans en reconnaître toutefois les quatre variétés principales : tachy-cardique, artérielle, névrosique et réflexe, adiposique.

Au début, les palpitations de la ménopause sont d'origine vaso-constrictive. Elles sont dues presque toujours à l'hy-pertension artérielle, de sorte que seule, la médication hypotensive est indiquée.


### Troubles cardiaques de la puberté, de la grossesse.


Les accidents cardiaques de la puberté avaient été signalés depuis longtemps déjà par Corrigan, Stokes et Richard Pfaff. Plus tard, Germain Sée a voulu décrire une « hypertrophie cardiaque de croissance », ce qui constituait une double erreur : d'abord, cette hypertrophie n'existe pas, comme je l'ai démontré au Congrès de Lyon en 1894 ; ensuite les troubles fonctionnels auxquels on a fait allusion ne sont pas dus à la croissance, puisqu'ils peuvent survenir et surviennent même sous l'influence d'un développement incomplet de l'individu. Stokes ne parlait que des « palpitations de la puberté » sans en connaître la véritable cause. Or, comme je l'ai démontré, chez un grand nombre de jeunes sujets, à cette période de l'existence, on observe assez souvent une déformation du thorax constituee par l'allongement avec diminution du diamètre bilatéral et antéro-postérieur de celui-ci.

Alors, la confusion avec une hypertrophie s'explique. Ce n'est pas le cœur qui se développe trop, c'est le thorax qui ne se développe pas assez. Le cœur avec un volume normal est donc apparemment trop gros pour un thorax trop petit ; il subit un reel mouvement de descente (ce que prouve l'abaissement de la ligne supérieure de sa matité) ; sa pointe peut être sentie au-dessous du cinquieme espace intercostal et donner l'apparence d'un choc plus energique, en raison du peu d'épaisseur des parois plus ou moins amaigries. Si le jeune homme est anémique et surtout nerveux, ce qui est fréquent, il ressent des palpitations.

Ce qu'il y a d'intéressant dans cette fausse hypertrophie, c'est qu'elle peut devenir ensuite reelle, comme Auguste Ollivier, en 1884, l'avait indiqué sans en montrer le mecanisme. Le cœur, à l'etroit dans la cavité thoracique, lutte contre cet obstacle d'un nouveau genre ; il palpite et s'hypertrophie ensuite.

Donc, reconnaître de bonne heure la fausse hypertrophie du cœur de la puberté, la combattre hâtivement, c'est prévenir l'hypertrophie vraie qui peut survenir à la longue, et si dans les maladies du cœur, il faut prescrire le repos, interdire les exercices physiques plus ou moins violents, il importe, dans cette fausse hypertrophie cardiaque de croissance, de faire absolument le contraire ; d'où ma formule :

*Développez le thorax, le cœur se dilatera moins.*

*Fausse dilatation du cœur dans la grossesse, l'anémie.*

Il en est de cette fausse hypertrophie de la puberté comme de celle de la *grossesse* qui avait été décrite autrefois à tort par Larcher. Cette dernière n'existe pas ; elle est apparente et non réelle ; elle résulte le plus souvent, surtout dans les derniers mois de l'état gravide, du soulèvement de la voûte diaphragmatique et de la pression consécutive du cœur contre la paroi thoracique.

Ce fait est à rapprocher de la *fausse dilatation du cœur chez les anémiques.* Dans la chlorose et l'anémie, on a pu signaler tantôt la petitesse du cœur (Laennec), tantôt son hypertrophie (Beau, Friedreich), assez souvent sa dilatation (Bamberger, Parrot, Pearson Yrvin, Henschen).

Ces états divers s'expliquent par les maladies différentes pouvant donner lieu incidemment à l'anémie, et c'est ainsi que, dans la sclérose cardio-rénale à type anémique, le cœur gauche a été trouvé hypertrophié.

Mais, dans l'anémie vraie et dans la chlorose, on peut croire à une dilatation du cœur droit qui n'existe pas. Le fait est dû au soulèvement du diaphragme qui porte la pointe du cœur plus haut et plus en dehors, en sorte que l'organe, comme couché par son bord droit sur la voûte diaphragmatique, paraît avoir une matité transversale beaucoup plus grande qu'à l'état normal. Cette erreur, au sujet de la fausse dilatation du cœur chez les anémiques, a été démontrée depuis plusieurs années par les épreuves radiographiques.

*Palpitations réflexes ou toxiques d'origine gastrointestinale.*

Je passe rapidement sur les palpitations réflexes ou

toxiques d'*origine gastro-intestinale*, parce qu'elles sont bien
connues et qu'elles ont été décrites de main de maître pour
la première fois par Sénac, qui, dès 1749, leur reconnaissait
une triple origine : mecanique, nerveuse, toxique. Il suffit
pour l'instant de savoir que l'estomac et le cœur vivent en
très mauvaise intelligence, que le premier, malade fonctio-
nellement ou organiquement, fait souffrir le second au point
qu'il existe des gastropathies latentes se manifestant seulement par des palpitations et des troubles fonctionnels du
cœur. C'est pour cela que j'ai coutume de dire que la souffrance est au cœur et la maladie à l'estomac. Dans ces cas, la
seule manière de faire disparaître ces troubles fonctionnels
du cœur est de s'adresser à l'organe provocateur, c'est-à-dire
à l'estomac. Mais, contrairement à l'opinion généralement
reçue, le cœur droit ne se dilate pas consécutivement aux
affections gastriques ; il s'agit encore là le plus souvent d'une
fausse dilatation cardiaque analogue à celles que je viens
de signaler.

### Fausse palpitation.

Voici une autre cause d'erreur : Il vous arrivera souvent
de voir des sujets nerveux accuser devant vous la sensation
de palpitations plus ou moins douloureuses ou pénibles,
alors qu'à l'auscultation vous constatez des battements absolument normaux et calmes. Dans ces cas, appliquez votre
doigt au niveau ou au-dessus de la pointe ; immédiatement,
une douleur vive se manifeste, et le diagnostic est fait. Le
cœur vient battre contre une paroi hyperesthésiée par une
névralgie intercostale, ses battements sont donc ressentis
douloureusement à chaque révolution cardiaque, et c'est
ainsi que vous avez affaire à une *fausse palpitation*. Vous
ne la guérirez ni par la digitale, ni par ses trop nombreux
succedanés, ni par les médicaments hypotenseurs ou vaso-
dilatateurs, mais en vous adressant à la cause provocatrice,

à la douleur. Il suffit de quelques pulvérisations de chlorure de méthyle sur ces points hyperesthésiés pour faire disparaître à la fois la cause et l'effet.

### Les deux freins du cœur. — Tachycardies.

Il importe de rappeler que le cœur possède deux freins. Le frein vasculaire est constitué par l'élasticité et la contractilité artérielles, et lorsque cette derniere est augmentée, quand ce frein est trop serré par la vaso-constriction, il en résulte le plus souvent un état d'hypertension accompagné parfois de *palpitations*. Le frein nerveux est représenté par le nerf pneumogastrique, et lorsque celui-ci est parésié ou comprimé par des tumeurs diverses, comme par les ganglions trachéo-bronchiques hypertrophiés, il en résulte une simple accélération des battements du cœur ou *tachycardie*, différente des palpitations, lesquelles ne sont autre chose que des battements de cœur douloureusement ressentis.

Comme exemple de cette tachycardie, voici un fait que j'ai observé, il y a longtemps déjà, au moment où l'hypertrophie cardiaque de croissance était admise par la plupart des médecins.

Je voyais un jeune homme qui s'était developpé très rapidement, et qui présentait sans cause connue une tachycardie assez prononcée avec hypotension artérielle (130 à 140 pulsations). Appelé en consultation, Germain Sée pensait naturellement à sa fameuse hypertrophie cardiaque de croissance dont je me permis de douter. Du reste, l'examen plus complet du malade fit constater l'existence d'un très léger mouvement fébrile le soir, et en m'appuyant sur d'autres symptômes, sur un amaigrissement notable et progressif, sur une invincible anorexie souvent prémonitoire de la tuberculose, comme le fait a été signalé par Bourdon il y a plus d'un demi-siècle, j'en conclus que la tachycardie

avec poussées congestives du poumon et troubles gastriques
(trépied morbide du pneumogastrique) était due très probablement à la compression du nerf vague par les ganglions
trachéo-bronchiques augmentés de volume. « Ce jeune
homme, ai-je dit alors, est tuberculeux par ses ganglions,
en attendant qu'il le devienne par ses poumons, s'il
ne l'est pas déjà », diagnostic absolument confirmé par la
suite.

La tachycardie précoce de la tuberculose n'était pas
inconnue des auteurs anciens, et dans son Traité des
scrofules en 1780, Lalouette disait : « Dans les dégénérescences ganglionnaires du médiastin, le pouls est petit,
fréquent, serré. » Ces faits sont plus frequents qu'on le
croit, et il y a quelques jours vous avez vu un jeune homme
nous arriver avec le diagnostic de maladie du cœur, parce
qu'il avait un pouls très fréquent. Nous avons cherché et
nous avons trouvé une tuberculose pulmonaire commençante. Il est donc vrai d'affirmer avec Hirtz (de Strasbourg) :
« Quand un malade a des palpitations, voyez le poumon. »
Il avait aussi ajouté : « Quand un malade a de la dyspnée,
voyez le cœur. » Il ne savait pas si bien dire, puisqu'il ne
connaissait pas à cette époque l'existence de la dyspnée
toxi-alimentaire.

Mais prenez garde ! La tachycardie peut devenir par
elle-même une cause d'accidents plus ou moins graves et
donner lieu à cette sorte d'*asystolie nerveuse* mal connue
que j'ai décrite dès 1879, puis plus complètement en 1893 (1),
et qui parfois se termine par la mort subite. C'est ainsi
qu'en 1887, à la Société médicale des hôpitaux, Merklen
a signalé le fait d'un jeune homme de dix-huit ans
atteint d'adénopathie trachéo-bronchique avec 156 pulsa-

(1) H HUCHARD, Paralysie du nerf pneumogastrique (remarques sur
les synergies morbides du pneumogastrique) (*Union medicale*, 1879). —
L'asystolie nerveuse (*Journal des praticiens*, 1893).

tions. Il est mort subitement, après avoir présenté les symptômes de l'asystolie nerveuse (1).

En quelques mots, et en opposition avec l'asystolie ou asthénie cardio-vasculaire se traduisant par l'évolution lente et progressive de l'affaiblissement du cœur et des vaisseaux, voici les principaux symptômes de l'asystolie nerveuse : Tachycardie souvent extrême jusqu'à l'embryocardie ; arythmie parfois régulière ; dilatation aigue et consécutive du cœur ; troubles assez fréquents dans la petite circulation (œdème, infarctus du poumon), dont les uns précoces sont dus à la parésie du nerf vague, les autres tardifs sont provoqués par la cardiectasie ; mort rapide ou subite par syncope, tandis que dans l'asystolie cardio-vasculaire la mort lente survient ordinairement par asphyxie ; traitement de celle-ci par les diurétiques et la digitale ; traitement de celle-là par l'électricité, la caféine, la strychnine.

Chez les *alcooliques*, on observe trois formes de tachycardie pouvant en imposer faussement pour une affection du cœur ; elles sont passagères, paroxystiques ou continues. Dans le dernier cas, elles résultent parfois d'une véritable névrite du nerf vague, comme on le voit par une observation de Déjerine (2). Mais la tachycardie des alcooliques est rare.

### *Pseudo-myocardites.*

Lorsqu'une tachycardie plus ou moins permanente survient dans le cours d'une maladie infectieuse aigue, ou encore lorsqu'elle est observée chez un sujet d'un certain âge, on est souvent très disposé à porter le diagnostic de myocardite aigue ou de myocardite chronique. C'est là une exagération doublée souvent d'une

_(1) Voir Thèse de Renaud, Tachycardie et asystolie dans les compressions du nerf vague, Paris, 1893.
(2) Déjerine, *Archives de physiologie*, 1887.

erreur, que j'ai signalée dès 1899 au Congrès de médecine de Lille, dans mon rapport sur les myocardites chroniques. Comme je le disais alors, il y a trente ou quarante ans, on ne parlait pas assez des maladies du myocarde ; aujourd'hui, on en parle trop, du moins on voit trop souvent la myocardite là où elle n'est pas. C'est pour cette raison que j'ai ouvert sur les *pseudo-myocardites* un chapitre qui pourrait être également intitulé : abus de la myocardite.

En effet, lorsqu'en 1871 j'ai décrit la myocardite varioleuse, j'étais loin de penser que, pour nombre d'auteurs, cette question deviendrait un jour presque doctrinale, que dans toutes ou presque toutes les maladies infectieuses on en viendrait à considérer, ou plutôt à imaginer comme également fréquente et toujours possible l'inflammation du myocarde.

Au cours d'une *fièvre typhoïde* ou d'une *grippe* par exemple, on constate de la tachycardie, une légère arythmie, quelques intermittences avec l'affaiblissement du premier bruit. Alors, on s'empresse d'attribuer tous ces symptômes à l'existence d'une myocardite aigue, quand il s'agit vraisemblablement de troubles dans l'innervation du cœur, comme Vincent l'a autrefois prouvé en constatant les lésions du plexus cardiaque dans la paralysie du cœur consecutive à la diphtérie (1). Singulière myocardite dont la durée éphémère se terminerait favorablement en quelques jours par la complète guérison ; en tout cas, myocardite bien spéciale dont les symptômes diffèrent essentiellement de ceux que j'ai observes dans le cours de la variole ! Du reste, dès 1882, au Congrès scientifique de La Rochelle, Bernheim (de Nancy) a judicieusement appelé l'attention sur une forme cardiaque de la fièvre typhoïde, dans

(1) Vincent, *Archives de médecine expérimentale*, juillet 1894.

laquelle, « sans altération notable de la fibre musculaire, sans lésions pulmonaires préalables, sans complications autres qui puissent l'expliquer, le cœur se prend quelquefois dès le début, d'autres fois à une période plus avancée de la maladie ».

En 1894, à la Société médicale des hôpitaux, j'ai voulu dénoncer l'abus de la myocardite. En résumé, disais-je alors, « à ne considérer que l'altération de la fibre myocardique dans les fièvres, on peut dire : petites lésions pour de grands effets. Je dis et je répète : petites lésions, parce qu'il m'est arrivé souvent de constater à l'autopsie une dégénérescence à peine accusée de la fibre myocardique à la suite de la fièvre typhoïde, alors que des symptômes graves du côté du cœur avaient été observés. Dans ces cas, on avait fait jouer un trop grand rôle à la myosite infectieuse, et pas assez à la névrite, qui doit avoir aussi une grande, peut-être la plus grande influence. Au cours des fièvres, il n'y a pas que des myosites, que des artérites infectieuses ; il y a aussi des névrites infectieuses, et celles-ci dans certaines maladies, dans la dothiénentérie et la grippe, peuvent et doivent se localiser sur les appareils d'innervation cardiaque, ce qui est démontré par l'anatomie pathologique et la clinique ».

Dans la grippe, en effet, on observe beaucoup de troubles cardiaques (tachycardie, arythmie, douleurs précordiales), relevant de troubles de l'innervation du cœur, et j'ai démontré (1890 et 1892) à la Société médicale des hôpitaux que le poison grippal porte son action sur le cœur par l'intermédiaire du bulbe, et surtout du pneumogastrique.

N'oublions donc pas qu'un simple trouble dans l'innervation du cœur donne des altérations du rythme cardiaque, des modifications dans l'état de la tension artérielle qui peuvent en imposer pour l'existence d'une myocardite aigue au cours des maladies infectieuses. Rappelons-nous.

encore que, dans des maladies diverses et surtout dans les maladies chroniques, le *syndrome myocardique* caractérisé par de la tachycardie, de l'arythmie, un abaissement plus ou moins considérable de la tension artérielle, peut faire croire à une myocardite chronique qui n'existe pas. A ce sujet, voici des faits :

Dans une observation de *cirrhose atrophique* avec thrombose d'une des veines mésaraïques, les symptômes suivants ont été constatés : battements du cœur faibles, tumultueux et irréguliers, avec pulsations avortées, pouls à 120. Notre collègue Rigal pense alors à une myocardite qui n'a pas été confirmée par l'examen microscopique, puisqu'on a seulement trouvé une thrombose d'une des veines mésaraïques (1).

A la période terminale des cirrhoses atrophiques, on observe des troubles circulatoires sur lesquels Murchison a particulièrement insisté : « affaiblissement de la circulation », tachycardie, « flutterings » ou battements du cœur en ailes d'oiseau, hypotension artérielle très accusée. On a voulu toujours expliquer ces divers accidents par l'hépato-toxémie, ce qui peut bien être exact parfois; mais une autre pathogénie doit être aussi invoquée en s'appuyant sur les expériences physiologiques, sur celles de Boerhaave qui eut le premier l'idée de pratiquer la ligature de la veine porte sur un animal, et surtout de Ludwig et de Thiry, de Tappeiner (1873). Après cette ligature, on constate un abaissement considérable de la pression artérielle avec tachycardie et arythmie. L'immobilisation d'une grande masse sanguine dans tout le système porte se traduit, comme l'avait vu Boerhaave, par une coloration violacée de tous les organes d'où la veine porte tire son origine. Cette immobilisation

(1) Chuquet, *Société anatomique*, 1878.

sanguine équivaut à une forte et persistante hémorragie, de sorte que l'animal présente en même temps les signes d'une anémie profonde. Or, les résultats de ces expériences sont réalisés en grande partie dans la pyléphlébite, dans la dernière phase de la cirrhose atrophique, dans la compression de la veine porte.

Au cours des diverses affections du cœur arrivees à la *décompensation*, à la dernière phase du *foie cardiaque* avec stase des veines intra-abdominales, on prononce quelquefois le mot de « myocardite secondaire », parce que la tension artérielle est très abaissée et que les troubles tachycardiques ou arythmiques ont fait plus ou moins rapidement leur apparition. C'est une pseudo-myocardite, dont le massage abdominal pratiqué méthodiquement peut avoir raison.

Il y a une dizaine d'années, on vit un gros *anévrysme de l'aorte abdominale* se compliquer de tous les symptômes de compression de la veine cave inférieure. Parmi ces symptômes, on avait signalé une pâleur extrême des téguments (sorte d'anémie aigue), un abaissement considérable de la pression sanguine, puis des accidents cardiaques caractérisés par des contractions systoliques petites et avortées, par de la tachycardie, enfin par une arythmie des plus accusées. Comme le malade était athéromateux, le diagnostic de « myocardite intercurrente » s'imposait en quelque sorte. Je n'y ai pas souscrit, en m'appuyant sur les effets bien connus de la ligature expérimentale de la veine cave inférieure. Comme pour la ligature de la veine porte, une masse énorme de sang se trouve immobilisée dans la portion sous-diaphragmatique du corps, et alors les centres nerveux, les muscles respiratoires et le cœur se trouvent dans les conditions où l'on aurait placé ces organes si ce sang immobilisé avait été soustrait à l'organisme par

une abondante hémorragie. En clinique, les résultats de cette
expérience sont presque réalisés dans toutes les compressions de la veine cave, et la tension artérielle diminue énor-
mément jusqu'à l'établissement des voies collatérales, période
à laquelle le syndrome myocardique disparaît spontanément.

A la suite de grandes *opérations pratiquées sur l'abdomen*
(laparotomie, ovariotomie, ablation de gros corps fibreux
de l'utérus), on a observé des troubles circulatoires
plus ou moins graves qui n'ont pas leur origine dans le
cœur : chute considérable et rapide de la tension artérielle
(d'où parfois syncope mortelle), affaiblissement progressif
et continu de cette pression avec tachycardie et même
embryocardie. Dans ces cas, la thérapeutique ne doit pas
s'adresser au cœur ; elle doit viser la tension artérielle, qu'il
importe de relever. Après une opération de cancer du
péritoine propagé à l'ombilic, j'ai assisté à la production des
phénomènes suivants, comme si le nerf pneumogastrique
ou ses expansions terminales avaient été intéressés par
l'acte opératoire : tachycardie très accusée (160 à 170),
abaissement énorme de la tension artérielle, parfois rythme
embryocardique, bloc pneumonique gauche sans fièvre
(pneumonie du vague), et après un mois, mort due à une
véritable asystolie nerveuse. On avait cru à une myocardite,
et il ne s'agissait que de troubles profonds survenus dans
l'innervation du cœur.

Voici une autre forme de pseudo-myocardite qui va nous
ouvrir quelques horizons nouveaux :

J'ai vu survenir d'une façon paroxystique, ou se maintenir
d'une façon plus ou moins permanente, pendant des mois
et même des années, de la tachycardie que l'on rapportait
soit à une tachycardie paroxystique, soit à une myocardite
scléreuse. Or, il n'en est rien, comme vous allez voir.

En raison des rapports cliniques existant entre le goitre exophtalmique et la tachycardie paroxystique, je me suis demandé si ces deux affections n'avaient pas la même origine thyroïdienne et si, même en l'absence de la moindre hypertrophie de la glande thyroïde et d'autres symptômes spéciaux à la maladie de Parry-Graves (1), il n'existerait pas toute une classe de *tachycardies d'origine thyroïdienne* qui s'expliqueraient par un excès de fonctionnement de la glande, soit à l'état paroxystique, soit à l'état continu. J'ai plus de cinquante observations démontrant thérapeutiquement le fait; car la médication dans ces cas doit viser la glande thyroïde et non le cœur.

C'est là une classe nouvelle de fausses cardiopathies très intéressantes au point de vue pratique.

### Intermittences cardiaques ; syncopes.

Les *intermittences cardiaques* sont rarement un signe d'une affection réelle du cœur.

Souvent elles provoquent deux sensations importantes lorsque les intermittences sont ressenties par le malade : d'abord une angoisse morale se produisant au moment même de la cessation d'un battement; ensuite une palpitation « en coup de boutoir », comme je l'appelle, caractérisée par un seul ou plusieurs forts battements cardiaques suivant immédiatement l'intermittence. Ce fait est démontré par les tracés cardiographiques et sphygmographiques indiquant une

(1) Appeler toujours le goitre exophtalmique *maladie de Basedow*, c'est consacrer une erreur historique. Le goitre exophtalmique a été décrit pour la première fois dès 1786 par PARRY, qui parle « d'une maladie n'ayant pas été signalée par les écrivains médicaux » et caractérisée par une dilatation du cœur, une augmentation de la glande thyroïde avec pouls à 150. En 1800, un auteur italien, Flajani, signale quelques faits, et Testa (1816) mentionne la coïncidence de la saillie des globes oculaires avec les troubles cardiaques. Enfin, en 1835, Graves et Marsh décrivent de nouveau la maladie, plusieurs mois avant Basedow.

ligne d'ascension beaucoup plus haute de la pulsation succédant à la pulsation manquante, et cela parce que le cœur
a une tendance à l'uniformité de travail, comme le disait
Marey. Ce qui le prouve, c'est que, sous l'influence d'une
excitation électrique ou autre, s'il survient une systole
prématuree, la pause diastolique est plus longue et suivie
d'une plus forte pulsation, en quelque sorte compensatrice.

Presque toutes les intermittences, vraies ou fausses,
conscientes ou inconscientes, survenant souvent par séries,
se montrant presque toujours en l'absence de toute lésion
du cœur, d'une façon accidentelle ou presque physiologique
chez certains individus (puisqu'on a vu ces troubles du
rythme cardiaque persister pendant vingt-huit ou trente
années), ne sont en aucune façon l'indice d'une affection
du cœur. En raison de l'angoisse morale qu'elles déterminent, on a cru trop souvent à une angine de poitrine
qui n'existe pas, de même qu'on a pensé faussement à des
palpitations.

Il en est de même des *syncopes*. Celles-ci, et les pertes de
connaissance, excepté dans la maladie de Stokes-Adams,
ne sont jamais symptomatiques d'une cardiopathie réelle.
Lorsque vous voyez survenir des accidents syncopaux
chez les femmes atteintes d'une affection du cœur, d'un
rétrécissement mitral ou d'une autre affection valvulaire,
cherchez et vous trouverez toujours la cause dans le système nerveux, dans une hystérie concomitante.

A ce sujet, il faut encore se rappeler que l'association
des névroses et des maladies du cœur donne toujours à
celles-ci une fausse apparence de gravité, capable de faire
commettre une erreur de pronostic. Vous l'avez vu der-
nièrement à propos de cette femme atteinte de rétrécissement mitral avec des syncopes répétees, des pertes de
connaissance, une polypnée accusée, les trois derniers

symptômes dus seulement à l'hystérie concomitante, et nullement à l'affection cardiaque, J'ai insisté depuis longtemps sur ces faits dans la thèse d'un de mes élèves et dans mon Traité des maladies du cœur (1).

## *Précordialgies.*

La plupart des sujets souffrant de *douleurs cardiaques* ou *précordiales* s'imaginent être atteints d'une maladie de cœur. Pour les rassurer, j'ai coutume de leur dire : « Quand vous souffrez de migraine ou de céphalalgie, il ne vous vient jamais à l'idée que vous ayez une maladie de la cervelle. Pourquoi donc, dans tous les cas où vous éprouvez une souffrance quelconque dans la région du cœur, pensez-vous avoir une affection de cet organe ? » L'argument est presque sans réplique, et les malades que ces douleurs avaient jetés dans une profonde anxiété morale sont plus rassurés.

Les douleurs précordiales, ou « précordialgies », étudiées sous cette désignation dans la thèse d'un de mes élèves (2), sont de diverse nature et surviennent : tantôt par *distension du cœur*, se manifestant alors par la sensation un peu vague de plénitude précordiale ; d'autres fois par suite d'un état de *cardioptose* tout à fait particulier, survenant souvent après un grand et rapide amaigrissement, spontané ou provoqué, cardioptose caractérisée par des sensations angoissantes se produisant surtout dans la station verticale ; tantôt par *névralgie* ou *névrite cardiaque*, par névralgie intercostale se manifestant essentiellement par l'augmentation de la douleur due à la pression du doigt sur les points douloureux ; enfin par *angine de poitrine vraie* ou *coronarienne*, dont les douleurs sont provoquées par la marche rapide ou un effort.

(1) Huc, Cardiopathies et névroses  These de Paris 1891.
(2) Chevillot, Les precordialgies (étude sémiologique sur les douleurs de la region du cœur) Thèse de Paris, 1893.

Vous savez mon opinion formelle à ce sujet. Au milieu du chaos des théories innombrables des angines de poitrine, théories au nombre de près de soixante-dix, j'ai réussi à démontrer après Parry et Heberden, dont les travaux datent de la fin de l'avant-dernier siècle, que l'angine de poitrine vraie, celle qui est réellement grave, celle qui se termine presque constamment par la mort subite, est due à l'altération des coronaires. C'est ainsi que, dans mon Traité des maladies du cœur et dans d'autres publications datant de vingt années, j'ai réussi à réunir le chiffre imposant de plus de trois cents observations démontrant l'exactitude de cette assertion. Aussi, est-ce avec une vraie stupéfaction que je lis encore cette phrase dans un livre que vous avez presque tous entre les mains : « Il n'y a pas des angines vraies et des angines fausses ; il y a des angines de poitrine qui sont plus ou moins redoutables, mais qui toutes peuvent tuer. Du reste, au point de vue du pronostic, comment affirmer pendant la vie que les artères coronaires sont ou ne sont pas lésées ? »

Autant de mots, presque autant d'erreurs.

Non, toutes les angines de poitrine ne peuvent pas tuer. Il en est qui, — je ne cesse de le dire, — guérissent malgré la médecine et malgré les medecins. Ce sont les *pseudo-angines de poitrine* que l'on peut toujours et très facilement distinguer de l'angine de poitrine grave et presque constamment mortelle. Il n'y a pas des angines de poitrine, il n'y en a qu'une seule : l'angine coronarienne, toutes les autres étant fausses. Et si l'on ne savait pas faire la distinction entre les unes et les autres, je me demande à quoi servirait la medecine. Du reste, je vais vous démontrer rapidement qu'on peut reconnaître dans presque tous les cas si les artères coronaires sont ou ne sont pas lésées, si la sténocardie est ou n'est pas, comme on l'a dit très judicieusement, une claudication intermittente du cœur.

Vous savez en quoi consiste la maladie qu'on observe quelquefois chez l'homme et plus souvent chez le cheval, connue sous le nom de claudication intermittente par oblitération artérielle des artères iliaques primitives. Ce syndrome a été bien étudié chez le cheval par Boulay en 1831, par Goubaux en 1836. Quand l'animal marche à une allure modérée, il ne souffre pas et il ne boite pas ; mais, après quelques minutes de marche plus rapide, la boiterie survient ; si on le frappe pour accélérer son allure, on voit bientôt apparaître les signes de la plus vive anxiété ; il est pris d'un tremblement général, trépigne violemment, il se raidit et tombe. Il ne tarde pas à se relever, continuant sa marche, pourvu que l'allure reste modérée. Mais, dès que celle-ci augmente de nouveau, les mêmes accidents se reproduisent pour la raison suivante : il y avait assez de sang pour alimenter le train postérieur soumis à une marche modérée et pas assez pour une marche plus rapide ; de là les accidents. Eh bien, dans l'angine de poitrine coronarienne, sorte de claudication intermittente du cœur, les mêmes symptômes sont observés : pas de douleur au repos, mais douleur plus ou moins vive provoquée par la marche ou par l'effort, puis contracture du cœur (dans les autopsies, ventricule gauche en systole, toujours vide de sang), suivie bientôt de son arrêt définitif. Il en résulte les quatre lois cliniques que j'ai établies pour le diagnostic certain de l'angine de poitrine vraie ou coronarienne et des fausses angines.

### Diagnostic de l'angine de poitrine.
### Quatre lois cliniques.

1° *Toute angine provoquee par l'effort est une angine vraie, coronarienne*.

A ce sujet, il suffit seulement de savoir bien interroger le malade et de lui poser nettement la question suivante :

« Si vous étiez obligé de courir après un omnibus, par exemple, qu'arriverait-il ? » — « Je ne le pourrais pas, ou alors je m'arrêterais, cloué sur place par la douleur ; mais, des que je m'arrête, cette douleur disparaît. » — Alors le diagnostic est formel : c'est une angine de poitrine coronarienne. L'auscultation n'a même aucune importance pour vous orienter dans le diagnostic, puisqu'il y a des angines vraies avec coronarite simple, avec ou sans aortite, avec ou sans lésions de l'aorte.

On a dit que la sténocardie est actionnée par l'hypertension artérielle. Encore une erreur ; car on comprend qu'une simple lésion des coronaires est incapable d'élever la tension artérielle. L'augmentation de celle-ci complique, aggrave l'angine coronarienne, mais elle ne la produit pas. Elle l'aggrave, parce que l'hypertension artérielle avec vaso-constriction crée un obstacle, qu'elle donne au cœur plus de travail à effectuer, d'où pour lui un effort de plus, d'où la production plus facile des accès angineux.

*2° Quand, en même temps qu'il y a des accès par effort, il y en a de spontanés pendant la nuit, la première loi n'est pas en défaut ; il s'agit toujours d'angine coronarienne.*

Comme l'avait bien vu Heberden, les accès nocturnes sont remarquables par leur intensite et leur longue durée (une demi-heure et même plus), tandis que ceux de la journée provoqués par l'effort ne durent que quelques minutes ou quelques secondes.

*3° Toute angine de poitrine se produisant spontanément sans un acte nécessitant un effort est une angine fausse.*

*4° Les douleurs thoraciques provoquées par la pression sur les espaces intercostaux ne sont pas des douleurs angineuses.*

Par consequent, lorsque vous voyez chez des neuras-théniques, chez des nerveux, chez des arthritiques, survenir des douleurs spontanées pouvant durer pendant une demi-heure ou une heure et même davantage, avec angoisse plus ou moins accusée, avec des troubles vaso-moteurs caractérisés par le refroidissement des extrémités et même une faiblesse très grande du pouls due à la vaso-constrictive exagérée (angine de poitrine vaso-constrictive), en dépit de cette apparence de gravité et en vous appuyant sur les lois cliniques que je viens de vous exposer, vous pouvez affirmer hardiment que les malades ne mourront pas, que c'est beaucoup de bruit pour rien (*Much ado about nothing*), vous pouvez dire avec Landouzy : « Ces malades sont à plaindre, ils n'ont rien à craindre. » Ils n'ont rien à craindre, malgré l'intensité, la prolongation, la persistance des accidents douloureux, comme dans la neurasthénie, maladie des sensations fixes, ainsi que je l'ai dit pour l'opposer à la maladie des idées fixes, laquelle n'est autre que l'hypocondrie, souvent sa proche parente.

La neurasthénie est la maladie des sensations fixes, et vous en avez une preuve dans l'existence de ces points douloureux si fréquents et si rebelles, désignés sous le nom de *topoalgies* (τόπος, endroit ; ἄλγος, douleur) par Blocq, et que j'ai étudiés quelque temps après sous le nom d'*algies centrales des neurasthéniques*. Il s'agit de douleurs, de plaques douloureuses « localisées dans une région variable, mais non en rapport avec un district anatomiquement ou physiologiquement délimité ». Lorsque ces douleurs se fixent dans la région cardiaque, elles sont souvent regardées commme angineuses, ce qui est une erreur, et le meilleur moyen thérapeutique à leur opposer consiste dans l'emploi de la faradisation localisée à l'aide du pinceau électrique (1). C'est probablement à des cas de ce genre que se rapportent quelques guérisons de fausses angines de poitrine à l'aide

_ (1) Blocq, *Gaz hebd*, 1891, et *Journal des praticiens*, 1892 — Huchard, *Société méd. des hôpitaux*, 1892, et *Consultations médicales*, 1900-1906. — P. Weill, Thèse de Nancy, 1892

de l'electricité et de la faradisation cutanée, guerisons signalées autrefois par Laennec et Duchenne (de Boulogne).

### Neurasthénie pulsatile ; aorte pulsatile.

Puisque je viens de vous parler de neurasthénie, laissez-moi vous dire très rapidement que certains de ces malades presentent parfois une forme de *neurasthénie pulsatile*, dont j'ai vu d'assez nombreux exemples caracterisés par des pulsations, non seulement de l'aorte abdominale (fait connu depuis longtemps déjà), mais aussi par des palpations généralisées à toutes les artères.

Ce ne sont cependant pas seulement, comme le croit Dana en Amérique, les neurasthéniques qui en sont atteints ; ce sont parfois des sujets ayant l'apparence d'une bonne santé. Les pulsations très pénibles, ressenties dans la tête et sur toutes les parties du corps, empêchent souvent le sommeil, laissant les malades dans une angoisse inexprimable ; elles leur font craindre, ainsi qu'au médecin, une affection plus ou moins grave de l'appareil circulatoire. Il n'en est rien. Il s'agit simplement d'un trouble d'innervation du grand sympathique ; le cœur et les arteres sont indemnes, et cette maladie rebelle peut cependant disparaître spontanément, ou encore par l'application d'une ceinture abdominale destinée à soutenir les viscères en état de ptose.

D'autres fois, la maladie est plus limitee, sous forme de l'*aorte pulsatile*, caractérisée par la sensation parfois pénible et même douloureuse de battements épigastriques pouvant s'étendre de l'appendice xiphoïde à l'ombilic et même plus bas. Ces pulsations de l'aorte, bien connues des anciens, de Morgagni et de Sénac, signalées par Bayle et Laennec, ont éte parfois regardées comme symptomatiques d'un anévrysme (ce qui constitue une grosse erreur de diagnostic), ou même, dans ces derniers temps, attribuées à tort à une sorte d'aortite abdominale.

### *Souffles extra-cardiaques.*

Les *souffles extra-cardiaques* ne sont autres que des bruits respiratoires rythmés par le cœur. Ils se produisent dans le poumon, au lieu de se passer dans le péricarde ou dans le cœur, et ils ont été étudiés pour la première fois par Laennec, qui les expliquait par la compression d'une partie du poumon comprise entre le cœur et la paroi thoracique, compression ayant pour résultat d'exprimer à chaque systole l'air contenu dans les alvéoles. Friedreich les expliqua ensuite, comme Potain après lui, par des aspirations d'air au moment de la systole ou de la diastole.

Les explications importent peu. Tout ce que l'on doit savoir, c'est que ces bruits se passent dans le poumon, d'où les noms : de bruits de respiration pulsatile, par Thorburn ; de crépitation pulmonaire pulsiforme, par Richardson ; de soufffe vésiculaire systolique, par Gerhardt ; de bruit pulmonaire systolique et diastolique, par Friedreich.

On a beaucoup discouru sur ces bruits extra-cardiaques, et quelques auteurs ont même passé une partie de leur existence à les étudier. Cependant la question, au point de vue clinique du moins, est beaucoup plus simple. Ces bruits peuvent s'entendre dans toutes les régions du cœur, aussi bien au niveau même des régions valvulaires qu'au-dessus, au-dessous, ou à côté d'elles. Variables de siège, de rythme, de timbre, ils peuvent tantôt se modifier par les mouvements respiratoires et les changements d'attidude, tantôt n'être nullement influencés par ces causes. D'ordinaire, ils sont brefs, peu prolongés, en coup de fouet ; ils ne couvrent pas entièrement le premier bruit ; ils peuvent commencer avant lui, mais le plus souvent ils lui font suite. C'est ce que j'appelle *Pa-foutt* (*Pa* représentant le premier bruit, *foutt* le bruit extra-cardiaque surajouté). Ils sont donc post-diastoliques ou

ou post- systoliques. On a dit qu'ils sont « protosystoliques »,
quand ils commencent avec la systole ; « mésosystoliques »,
quand ils sont au milieu ; « télésystoliques «, quand ils sont
à la fin. Je trouve que, dans cette question, on parle un peu
trop grec et qu'il est temps de revenir à notre bon français.

En un mot, le souffle de l'insuffisance mitrale est « holo-
systolique », disent les franco-grecs. J'aime mieux dire en
français, que c'est un souffle qui couvre et remplace entièrement le premier bruit, souffle en jet de vapeur, s'entendant surtout au niveau de la pointe et à propagation dorsale
plus ou moins accentuée. La souffle extra-cardiaque ou souffle
cardio-pulmonaire sytolique de la pointe, pouvant faire croire
à tort à une insuffisance mitrale, est plus souvent post-systolique ; il ne couvre pas le premier bruit qui s'entend
fréquemment avec ses caractères ordinaires ; il meurt pour
ainsi dire sur place, c'est-à-dire qu'il ne se propage point
ou très peu, ce qui, se comprend d'après son mode de
production. Mais n'oublions pas qu'il y a pour ces souffles
extra-cardiaques de fausses propagations, comme le prouve
le fait d'un jeune homme, à thorax extrêmement étroit, très
long, cylindrique, avec des poumons par conséquent comprimés un peu partout par le cœur, d'où l'existence de souffles
multiples à la base et à la pointe de l'organe, en avant et en
arrière, cette multiplicité de souffles pouvant faire croire à
leur propagation. Ces bruits peuvent disparaître au bout
d'un certain temps, ou exister d'une façon permanente, en
raison d'adhérences fixant la lame pulmonaire de Luschka,
contre laquelle le cœur vient continuellement battre.

Sans doute, certains médecins ont beaucoup exagéré
l'importance et la fréquence de ces bruits extra-cardiaques ;
mais il n'en est pas moins vrai qu'ils existent et qu'il est
important d'en faire le diagnostic. A ce sujet, voici deux
histoires intéressantes :

Un jour, je vis arriver dans mon cabinet un jeune Saint-Cyrien en proie à une grande émotion. Il venait d'entrer à Saint-Cyr dans un très bon rang, et dès son arrivée à l'école on l'avait réformé pour une affection du cœur (insuffisance mitrale). Je l'auscultai et je trouvai au-dessus de la pointe un bruit bref, à timbre assez élevé, avec une intensité même accusée, mais sans aucune propagation et nettement post-systolique (*Pa-foutt*). J'affirmai qu'il n'avait pas d'affection du cœur. Le médecin de l'école voulut bien croire à cette affirmation, et il admit définitivement le jeune homme.

Ce fait est très important, et il se renouvelle si souvent, j'ai observé de ces cas si nombreux, que j'ai voulu, dans une thèse d'un de mes élèves, appeler l'attention sur les erreurs commises aux conseils de revision (1). Non pas que j'accuse les médecins militaires de faire des erreurs de diagnostic ; mais j'accuse les circonstances dans lesquelles ils doivent se prononcer, le peu de temps dont ils disposent pour examiner les hommes. D'autre part, de même que, après avoir déclaré un homme bon pour le service, on est obligé ensuite de le réformer pour une affection cardiaque rhumatismale prise après son incorporation à l'armée, de même j'estime qu'en bonne justice il devrait y avoir une revision de beaucoup de réformes militaires.

A ce sujet, entre cent autres, je vous cite l'exemple d'un homme fort, vigoureux, qui a été réformé autrefois pour une affection du cœur (souffle extra-cardiaque). Chose extraordinaire, quelques années après, il fut nommé lieutenant de louveterie ! A cela, vous allez peut-être me répondre que c'est une fonction sans importance pour un cardiaque et qu'il n'y a plus de loups dans les forêts..., puisqu'ils se sont retirés dans le monde. Sans doute ; mais

(1) CHALVRON, Les faux cardiaques et le service militaire. Thèse de Paris, 1898.

il y a encore des sangliers, et il est étrange qu'on trouve un homme apte à la chasse au sanglier et impropre à la chasse à l'homme...

Comme vous le voyez, cette question des fausses cardiopathies n'intéresse pas seulement la science, mais aussi la défense nationale. Elle intéresse aussi, non seulement tous les médecins militaires, mais encore les médecins d'assurances sur la vie.

En médecine nous vivons souvent avec des formules, et c'est ainsi que bon nombre de jeunes sujets ayant eu une pleurésie, ont été exemptés indûment du service militaire, parce que des médecins aimant les solénnels aphorismes ont propagé l'idée fausse de la nature toujours tuberculeuse de la pleurésie, alors que cette idée avait été autrefois émise raisonnablement par Stoll et reproduite par Trousseau (1).

En resumé, les souffles extra-cardiaques ont des caractères cliniques permettant de les reconnaître assez facilement, mais il ne faut pas en exagérer la fréquence. Ainsi, j'ai vu ces temps derniers, avec mon ancien interne Bonneau, un malade d'une soixantaine d'années au sujet duquel Potain avait formellement affirmé l'existence d'un souffle cardio-pulmonaire. Je croyais à l'exactitude de ce diagnostic, quand survinrent des accidents graves d'asystolie véritable provoqués par une lésion mitro-aortique très ancienne et restée silencieuse pendant un grand nombre d'années.

## *Conclusion. — Anginophobie.*

Pour montrer, à la fin de cette leçon, l'importance du diagnostic des fausses cardiopathies, je ne puis mieux faire

(1) *Pleuritis est sæpe chronica, non raro hæreditaria, tumque in phtisin terminanda* (Stoll) Dans les lettres choisies de GUY-PATIN, (Rotterdam, 1689, p. 175), il est demontré aussi, avec des exemples a l'appui, que BAILLOU et NICOLAS PIETRE ont parfaitement remarqué que « l'inflammation du poumon est toujours mortelle aux rousseaux ».

que de terminer par cette histoire très impressionnante que j'ai racontée à la Société médicale des hôpitaux en 1893 :

Un jeune homme du département de l'Isère vient me consulter à Paris pour des accidents douloureux qu'il éprouvait depuis plusieurs mois à la région cardiaque. Il passe à Lyon, et là il voit un médecin qui écrit en abrégé sur l'ordonnance les mots : angine de poitrine coronarienne. Double faute : d'abord, il est imprudent d'écrire un diagnostic mortel ; ensuite, le malade était atteint de fausse angine de poitrine dont il devait absolument guérir. C'est ce que j'affirmai de la façon la plus formelle à ce malheureux jeune homme qui ne voulut pas me croire, parce qu'il etait atteint d'une sorte d'*anginophobie* à l'etat suraigu, au point qu'en arrivant dans son pays, il se tira un coup de pistolet dans la région du cœur. Cette mort dramatique était l'œuvre d'une erreur de diagnostic, quoiqu'on puisse douter de l'etat mental d'un individu qui se donne la mort parce qu'il la redoute, alors que l'on craint plutôt, non pas d'être mort, mais de mourir, comme disait si finement Cicéron.

C'est dans les fausses cardiopathies qu'il faut surtout insister sur l'hygiène, le régime alimentaire, le traitement des maladies diverses retentissant sur le cœur. C'est alors qu'on doit s'abstenir presque toujours de la digitale, des médicaments cardiaques, des iodures dont on abuse tant, et qu'il faut appliquer plus que jamais le précepte de Tissot :

« On peut se montrer grand médecin sans ordonner de médicaments ; le meilleur remède est souvent de n'en prescrire aucun. »

# QUATRIÈME LEÇON

## ERREURS CLINIQUES ET THÉRAPEUTIQUES

Erreurs cliniques — Principales erreurs au sujet de la dyspnée toxi-alimentaire Asthme, emphysème et asystolie. Asthmes tardifs Bruit de galop droit Epilepsie ou hysterie cardiaques. Déboublement physiologique du deuxieme bruit Réalité des insuffisances fonctionnelles. Dyspnee douloureuse désignant l'angor pectoris Points douloureux, névralgie ou nevrite du phrénique dans l angine de poitrine Angine de poitrine diabetique, tabétique, goutteuse Angine de poitrine et hypertension, et distension du cœur Grossesse et retrécissement mitral. Sinuosités de l'artere temporale leur valeur. Artériosclérose et affections oculaires ou auriculaires. Mort dans l'anévrysme. Cardiopathies artérielles et épanchements pleuraux. Rétrecissements mitraux « tuberculeux », « spasmodiques ».

Erreurs thérapeutiques — Digitale, et arythmies irreductibles. Iodures dans l'artériosclérose. Iodures et mercure dans l aortite syphilitique. Chloroforme chez les cardiaques Abus des vésicatoires. Hypertension et électricité. OEdemes profonds. Cardiopathies et eaux minerales. Digitale et rétrécissement mitral, dégénérescence du myocarde et siege des lésions valvulaires. Qualités et mode d'emploi de la digitale.

Dans l'introduction du troisième et dernier volume du Traité des maladies du cœur et de l'aorte, paru plusieurs annees après la première partie de l'ouvrage, je donnais ainsi l'explication de ce retard un peu volontaire :

« En terminant cette étude des maladies du cœur que je poursuis depuis l'année 1870, date de mon premier travail sur la myocardite varioleuse, j'ai vu que de grosses erreurs avaient cours dans la pathologie cardiaque, et par conséquent dans la thérapeutique. Or, il faut parfois plus de temps pour détruire une erreur que pour édifier des vérités. C'est pour cette raison que, recommençant par la longue observation des faits à « écouter la nature », comme je disais dans la

préface du premier volume, je suis arrivé à rectifier d'une
façon que j'espère et souhaite définitive certaines allégations
erronées sur les cardiopathies. »

Le travail auquel je vais me livrer aujourd'hui est ingrat,
difficile, cependant très opportun et profitable. Je l'appuie
sur près de quarante années d'expérience et sur plus de
15 000 observations ; elles m'autorisent à parler, elles
me font un devoir d'affirmer que de nombreuses erreurs
pathologiques et thérapeutiques ont été et sont encore
commises sur les maladies du cœur.

### *Erreurs cliniques.*

Une simple mention suffit pour les erreurs déjà dénoncées.

1. — Importance trop grande attribuée aux *signes physiques* et trop légère aux troubles fonctionnels, qu'il est
toujours si utile de connaître pour le diagnostic et la thérapeutique.

A ce sujet, encore aujourd'hui, dans la dernière édition
de son livre, Merklen écrit cette phrase (1) : « Les signes
physiques tiennent, dans la sémiologie du cœur, une
place prépondérante. » Cette affirmation fait comprendre
pourquoi cet auteur ne prononce même pas le nom de la
*tachy-arythmie*, de l'*arythmie palpitante* dont j'ai
démontré l'importance pronostique, pourquoi il méconnaît
la signification de la *tachycardie prémonitoire du bruit de
galop*, de la tachycardie de la cinquantaine, car il a encore
écrit : « En général, la tachycardie, pas plus que l'arythmie,
ne peut à elle seule servir utilement à l'établissement du
pronostic. » C'est le contraire qui est la vérité ; car, pour
ne citer qu'un exemple, est-ce que la tachycardie de la
fièvre typhoïde, de la tuberculose pulmonaire, n'est pas un
élément précieux de pronostic ?

(1) P MERKLEN, Examen et seméiotique du cœur, Paris, 1907.

2. — Étude des maladies valvulaires suivant leur *siège ana-tomique*, et non d'après leur nature endocardique ou arté-rielle.

3. — Étude du cœur central presque à l'exclusion du *cœur périphérique* représenté par le système vasculaire, dont les troubles fonctionnels ou lésions ont une réper-cussion si grande sur tout l'appareil circulatoire et princi-palement sur le cœur central.

4. — Pendant plus d'un siècle, méconnaissance de l'*intoxication alimentaire* dans les cardiopathies artérielles, la dyspnée qu'elles provoquent étant rapportée toujours à la lésion cardiaque ou aortique, d'où les dénominations banales de « dyspnée mitrale, cardiaque ou aortique », en-traînant une thérapeutique fautive.

5. — *Fausse hypertrophie* cardiaque de croissance.

6. — *Fausse hypertrophie* cardiaque de la grossesse.

7. — *Fausse dilatation* et *fausse hypertrophie* du cœur dans l'anémie ou la chlorose.

8. — Erreur relative à la fréquence et même à l'existence d'une *dilatation des cavités droites du cœur* et surtout de l'*asystolie*, à la suite de maladies de l'appareil digestif.

9. — Erreur relative à la fréquence et même à l'existence d'un *souffle ictérique*, les uns le plaçant à l'orifice mitral (Gangolphe), d'autres à l'orifice tricuspidien, d'autres enfin le regardant comme extra-cardiaque (Potain), alors qu'il est démontré pour moi que ce souffle est absolument excep-tionnel ou encore de nulle importance.

10. — Depuis plus d'un siècle, confusion de toutes les *angines de poitrine*, alors qu'une seule existe : l'angine coronarienne, dont le diagnostic avec les fausses sténocar-dies est ordinairement facile.

11. — Ignorance des caractères cliniques si importants des *névralgies anévrysmales*, permettant de reconnaître cliniquement l'existence d'un anévrysme plus ou moins latent.

12. — La nature de la *dyspnée toxi-alimentaire* dans les maladies du cœur a souleve cette objection, encore le résultat d'une erreur : « Il ne s'agit là que d'une dyspnée urémique, puisqu'elle est due à l'imperméabilité rénale, phénomene précoce dans les cardiopathies artérielles. » Voici ma réponse :

D'abord, vous avez très longtemps ignoré ou méconnu cette dyspnée alimentaire avec son mécanisme et sa pathogénie. Ensuite, ce qui prépare l'urémie, c'est incontestablement l'imperméabilité rénale ; mais ce qui la fait, ce qui lui donne un caractère particulier, c'est la substance toxique non éliminée par le rein. Prenons deux malades atteints d'une imperméabilité rénale égale ; donnons à l'un de l'opium, à l'autre de la belladone à dose toxique. Est-ce que les symptômes seront les mêmes? Donc, la dyspnée toxi-alimentaire résulte d'une urémie spéciale, causée non par une intoxication multiple, de cause endogène, mais par un poison unique, exogène, d'origine alimentaire, et cet empoisonnement, il est possible de le faire apparaître ou disparaître à volonté. On ne peut en dire autant des autres dyspnées urémiques et de l'uremie constituée, telle qu'on la comprend. Les résultats du traitement, — disparition de la dyspnée par la suppression de la viande et par le régime lacte exclusif ou déchloruré, sa réapparition rapide avec l'alimentation carnée et salée, — ont une précision tellement mathématique, en quelque sorte, que la sanction thérapeutique devient en même temps celle d'un diagnostic douteux. Au début de l'artériosclérose et même au cours de la présclérose, il ne s'agit pas d'urémie avec toutes ses conséquences cliniques et thérapeutiques ; il s'agit d'une intoxication alimentaire.


13. — Après un temps plus ou moins long, *l'asthme* et *l'emphysème* finissent par la dilatation du cœur droit et par

l'asystolie, de sorte que, dans l'évolution de cette maladie, il y aurait presque toujours deux périodes : une phase pulmonaire et une phase cardiaque. Voilà ce que disent les livres.

Hé bien, jamais je n'ai vu l'asystolie succéder directement à l'emphysème et à l'asthme. Sans doute, sous l'influence de cette maladie longtemps prolongée avec grande intensité, on peut observer un retentissement sur le cœur droit, mais sans asystolie. Cette dernière complication ne survient chez les emphysémateux asthmatiques que lorsqu'ils sont devenus artérioscléreux. Car, sachez-le : le cœur ne se dilate que s'il est dilatable, et il n'est dilatable qu'à la faveur de lésions préexistantes de la fibre myocardique. C'est pour cette raison que vous n'observez jamais d'asystolie chez les jeunes asthmatiques, étant même emphysémateux au plus haut degré et depuis de nombreuses années, alors qu'elle est fréquente chez les asthmatiques plus âgés à la faveur d'une arteriosclérose concomitante.

14. — Je lis souvent des observations d'*asthmes tardifs* survenus par exemple entre quarante-cinq et soixante ans, et traités par une saison au Mont-Dore ou aux eaux sulfureuses : faute souvent fatale aux malades.

Prenez garde ! Comme je le démontrais il y a quelques mois (1), à propos d'un cas de ce genre, on est asthmatique, on ne le devient pas à soixante ans. Mais c'est à cet âge que l'on devient artérioscléreux, que l'on est atteint de dyspnée toxi-alimentaire avec accès nocturnes simulant l'asthme vrai. Et c'est alors que ces faux asthmatiques peuvent devenir des asystoliques avec un cœur scléreux plus ou moins dilaté.

Je soutiens formellement cette opinion, parce qu'elle a une grande importance au point de vue du pronostic, des indications thérapeutiques et du traitement. Des erreurs de diagnostic sont commises tous les jours à ce sujet, et cela

(1) *Journal des Praticiens,* 1907.

encore parce qu'on ne connaît pas suffisamment les longues remissions possibles de la dyspnée toxi-alimentaire, rémissions que j'ai fait connaître dans la thèse d'un de mes élèves (1). Il y a dans ce travail une quinzaine d'observations relatives à des malades âgés de cinquante à soixante-dix ans, chez lesquels les rémissions ont pu avoir une durée de deux à cinq ans, rémissions interrompues par une infraction au régime alimentaire et a la médication, ce qui a même pu conduire ces artérioscléreux a une mort rapide par intoxication alimentaire. J'en cite deux exemples des plus concluants et des plus instructifs (2).

Ces faits me rappellent même qu'il y a une vingtaine d'années je lus, dans les Archives de laryngologie, une observation intitulée : « Asthme, emphysème, mort subite ». Naturellement, à cette époque, la mort subite était rapportée à l'asthme. Mais il s'agissait d'un emphysémateux devenu artérioscléreux par ses artères rénales et coronaires, d'où terminaison rapide par angine coronarienne. On ne meurt pas subitement dans l'asthme seulement compliqué d'emphysème ; mais on meurt subitement dans l'asthme et l'emphysème compliqués de coronarite.

Il y a dans l'asthme vrai trois éléments très importants à considérer au point de vue thérapeutique : l'elément nerveux ou spasmodique constitué par l'accès de dyspnée ; l'élément organique par l'emphysème ; l'élément catarrhal par les bronchites à répétition. Suivant la prédominance de l'un ou l'autre de ces éléments, il est évident que l'indication therapeutique est différente. Mais, ce qu'il faut surtout considerer, c'est que l'asthme vrai, dit nerveux ou arthritique, peut être modifié très favorablement par le régime alimentaire, et c'est ainsi que j'ai vu de jeunes asthmatiques

<hr>

(1) Georges Bohn · Longues rémissions de la dyspnée toxi-alimentaire dans les cardiopathies artérielles  Thèse de Paris, 1896.
(2) *Journal des Praticiens,* 1897

délivres, après un temps plus ou moins long, de leurs accès dyspneiques et de leurs bronchites par une médication visant l'élimination rénale et par le régime alimentaire lacto-végétarien. J'en ai donné plusieurs fois des exemples concluants (1). Par conséquent, la théorie toxique de l'asthme doit être prise en considération, et le traitement de cette maladie par l'iodure de potassium est insuffisant ; il faut toujours y joindre la prescription du régime alimentaire.

15. — Sous l'influence des maladies du tube digestif (estomac, intestin, foie), il se produirait souvent, d'après Potain, une sorte de vaso-constriction pulmonaire à la suite de laquelle on verrait survenir, comme dans l'asthme et l'emphysème, une dilatation du cœur droit capable de déterminer un *bruit de galop*, tout à fait particulier, s'entendant à droite, alors que le bruit de galop gauche est symptomatique d'une lésion rénale.

Cette hypothèse est simple, commode et très ingénieuse. Malheureusement, elle est fausse, et jamais je n'ai pu constater un bruit de galop droit. J'ai pu l'entendre un peu à droite, mais toujours il était symptomatique d'une lésion renale. Je me rappelle à ce sujet avoir vu pendant plusieurs mois, avec le regretté Potain, un malade âgé de soixante-cinq ans, que notre maître considérait comme ayant un bruit de galop droit typique. Il présentait en plus de la dyspnee, un peu d'albumine dans les urines, de la polyurie et de la pollakiurie nocturne. Ce malade s'est chargé de donner un formel démenti au diagnostic. La dyspnée a augmenté d'intensité ; les urines peu abondantes sont devenues franchement albumineuses ; l'œdème envahit les membres inférieurs, et une mort rapide par hémorragie

(1) *Journal des Praticiens*, 1894, et *Bulletin de thérapeutique*, 1895.

cérébrale a terminé l'évolution morbide. Celle-ci démontrait de la façon la plus formelle qu'il ne s'agissait pas d'une simple dyspepsie améliorée par le régime lacté. Le malade était, avant tout, un artérioscléreux dont le bruit de galop entendu un peu à droite avait pour origine le cœur gauche. D'ailleurs, en s'appuyant sur la physiologie et la pathogénie du bruit de galop lui-même, il ne saurait y avoir deux bruits de galop, puisque les deux ventricules battent toujours ensemble.

Conclusion formelle : le bruit de galop droit n'existe pas, et l'asystolie d'origine gastrique ou hépatique est une erreur de diagnostic. Les affections du tube digestif produisent surtout des troubles fonctionnels du cœur bien connus ·des anciens : tachycardie, arythmie, faux pas, pseudo-angine, intermittences, palpitations, signes d'éréthisme cardiaque. Elles ne determinent pas par'elles-mêmes des phénomènes asystoliques. Lorsque ceux-ci surviennent, cherchez et vous trouverez presque toujours l'existence de l'artériosclérose.


16. — Ouvrez encore vos livres et vous y verrez décrite l'*épilepsie cardiaque*, même l'*hystérie cardiaque*. Cela veut dire que l'épilepsie peut être sous la dépendance d'une affection du cœur arrivée à sa période de décompensation ; cela veut dire encore que l'hystérie peut être également ment produite par une affection de ce genre.

Pour la seconde maladie, la chose serait encore possible, quoique je ne le croie pas ; mais, pour la première, j'affirme que cela n'est pas. L'épilepsie cardiaque peut bien exister dans les livres, mais chez les malades, jamais. Sauf dans une maladie toute particulière, la maladie de Stokes-Adams, qui n'est pas d'ailleurs une affection cardiaque (quoiqu'on ait voulu rattacher tout le syndrome de la maladie avec attaques syncopales et épileptiformes à une

lésion du faisceau auriculo-ventriculaire de His, ce qui est
une erreur ou tout au moins une grande exagération), il
s'agit bien plutôt d'une maladie artérielle, ce qui explique
les fréquentes complications du côté des reins, des coronaires et du myocarde dans cette maladie. On observe alors
des crises épileptiformes et non pas de l'épilepsie vraie.

On peut suivre des milliers de cardiopathes surtout valvulaires, arrivés ou non à la période d'asystolie, sans
jamais constater chez eux une épilepsie secondaire. Il est
possible qu'on soit à la fois un cardiaque et un épileptique,
comme on peut être un pneumonique et un cardiopathe ; mais
on ne dira jamais que la pneumonie est d'origine cardiaque.

L'épilepsie et la cardiopathie sont deux maladies qui
peuvent exister côte à côte sans s'influencer réciproquement.
Ce sont là des associations fortuites, comme le prouve une
statistique très imposante de Leser et Syllaba (de Prague),
élèves de la clinique du professeur Thomayer. Ils ont
entrepris de démontrer l'erreur que j'ai dénoncée. En effet,
de 1893 à 1903, la policlinique de Prague a reçu 53 980
malades. Sur ce nombre, il y a eu 529 épileptiques,
814 cardiaques et 816 artérioscléreux. Dans dix cas, il y a
eu association d'épilepsie et de maladie du cœur, et sur ces
dix cas, trois fois l'épilepsie s'était manifestée avant la cardiopathie, ce qui réduit à 7 les chiffres des cardiaques et
épileptiques. Les conclusions suivantes des deux auteurs
confirment absolument les nôtres :

1° L'épilepsie cardiaque n'existe pas ; il s'agit d'une com-
binaison accidentelle ;

2° L'épilepsie tardive des artérioscléreux par lésion des
vaisseaux cérébraux existe, mais non par lésion du cœur (1).

Dans le rétrécissement mitral pur et congénital, on
observe quelquefois l'existence concomitante d'une épilepsie vraie. Celle-ci n'est en aucune façon liée à la cardio-

_____

(1) Leser et Syllaba, *Sbornik Klinicky*, 1904

pathie. Car, le rétrécissement mitral pur est une malfórmation congénitale, au même titre que l'épilepsie.

Pour me résumer à ce sujet, il suffira de rappeler ce je répétais encore dans plusieurs de mes publications (1).

« Les cardiaques hystériques et les cardiaques épileptiques peuvent se rencontrer; mais on commet une double erreur de diagnostic et de thérapeutique en prétendant que l'épilepsie est d'origine cardiaque. Jamais ces deux nevroses ne procèdent d'une cardiopathie, et il s'agit presque oujours, pour ne pas dire toujours, de maladies fortuitement associées. Si l'on place l'hystérie et l'épilepsie sous la dependance de la cardiopathie, on arrive à croire faussement à une aggravation de cette dernière maladie : première faute, de pronostic. Puis, l'on institue le traitement cardiaque des accidents nerveux : faute seconde, de thérapeutique. La clinique démontre, au contraire, qu'il faut soigner différemment la cardiopathie et la névrose réunies fortuitement chez un même sujet. Car la cardiopathie ne produit pas plus la névrose que la névrose la cardiopathie. »

17. — Il y aurait, d'après Potain, un *dédoublement physiologique* du second bruit du cœur, dédoublement lié aux mouvements respiratoires.

Depuis des années, jamais on n'a pu m'en montrer un seul, et cela pour une raison bien simple : le dédoublement physiologique du deuxième bruit n'existe pas, il est toujours pathologique. Quand on le constate à la base ou à la pointe du cœur, il veut dire : rétrécissement mitral, et pas autre chose. Ce fait a une très grosse importance, puisqu'il fait considérer comme pathologique un signe que beaucoup d'auteurs ont une tendance à croire physiologique dans certains cas.

(1) H. HUCHARD, *Nouvelles consultations medicales*, 4ᵉ edition, Paris, 1906. — *Traite clinique des maladies du cœur*, 3ᵉ edition, 1899-1905.

18. — On a prétendu que les *insuffisances fonctionnelles* de l'aorte, et surtout de l'orifice mitral, n'existent pas.

A ce sujet, vous savez déjà que l'insuffisance fonctionnelle est due à la dilatation de l'orifice valvulaire en l'absence de lésions de la valvule elle-même, lesquelles déterminent l'insuffisance organique. Quelques auteurs ont prétendu que cette insuffisance fonctionnelle n'existe pas en s'autorisant d'expériences sur les animaux. On soumet la valvule mitrale à une pression considérable, et l'on n'observe, dit-on, aucune insuffisance fonctionnelle. Je le crois sans peine, et même le contraire m'eût bien étonné, puisque l'insuffisance fonctionnelle ne peut survenir qu'à la faveur d'une lésion préalable du myocarde, lésion favorisant la dilatation des orifices.

Alors, lorsque vous ferez de nouvelles expériences, je vous donne le conseil, dans l'intérêt de la vérité physiologique et clinique, de commencer d'abord par produire une degénérescence du muscle cardiaque chez vos animaux, et de soumettre ensuite la valvule mitrale à une pression considerable. C'est ainsi que vous déterminerez sûrement une insuffisance fonctionnelle. Car celle-ci, encore une fois, ne peut survenir que sur un cœur ou plutôt sur un myocarde préalablement altéré. D'ailleurs, dans la thèse d'un de mes elèves, il y a des observations en très grand nombre, démontrant de la façon la plus formelle l'existence de l'insuffisance fonctionnelle de la mitrale et de l'aorte (1).

Les erreurs commises au sujet de *l'angine de poitrine* sont presque innombrables. En voici seulement sept que je vais rapidement mentionner :

19. — On a défini l'angine de poitrine une « dyspnée douloureuse », et alors on a commis la même erreur que

_______

(1) Barbier, Des insuffisances fonctionnelles du cœur These de Paris, 1896.

Sauvages qui, à la fin de l'avant-dernier siècle, confondait la douleur et la dyspnée.

J'ai déjà dit et répété que jamais la sténocardie vraie n'est caractérisée par la moindre dyspnée. Quand celle-ci existe chez les artérioscléreux et angineux, cela veut dire tout simplement que le malade est dyspnéique par son rein et angineux par ses artères coronaires. La preuve en est dans l'action du régime lacté exclusif : il fait disparaître la dyspnée, il est sans action sur la douleur. Mais combien cette définition erronée peut conduire à de graves fautes thérapeutiques et à de non moins graves erreurs de diagnostic !

20. — Autrefois Peter établissait le diagnostic d'angine sur l'existence de points douloureux à la *pression du nerf phrénique*.

C'est le contraire qui est vrai, et j'ai déjà dit que jamais les douleurs angineuses ne sont augmentées par la pression du doigt. Au cours de la sténocardie coronarienne, les douleurs sur le trajet de ce nerf ou des nerfs intercostaux peuvent bien exister, mais elles ne font pas partie du syndrome angineux.

21. — Pour le même auteur, la *névralgie* ou *névrite du phrénique* était consécutive à la névrite du plexus cardiaque, d'où une médication révulsive absolument illusoire. Conséquent avec sa théorie, il disait que les malades meurent par excès de douleur, par « sidération du plexus cardiaque », et que le phénomène dominateur de la sténocardie est la douleur.

C'est une grave erreur, analogue à celle des médecins qui pensent que l'angoisse est indispensable pour caractériser un accès angineux. Oui, un élément commun réunit toutes les angines. vraies ou fausses : la douleur. Mais un élément plus important, capital, sépare l'angine coronarienne des autres, c'est l'ischémie du myocarde. La preuve, c'est que les angineux vrais ne succombent pas toujours à la suite ou au cours de leurs accès les plus douloureux, mais qu'ils meurent le plus souvent de syncope, d'une façon subite et même sans douleur, de sorte que cette syncope mortelle (*syncopa angens* de Parry) peut être la première et la seule manifestation de la sténocardie. Il en résulte que la thérapeutique ferait gravement fausse route si elle ne visait que la douleur ; il en résulte aussi que tous les médicaments capables de provoquer ou d'augmenter encore cette ischémie myocardique (belladone, cocaïne, bromure de potassium, etc.) et recommandés par quelques auteurs, sont les complices de la maladie.

22, 23, 24. — On a décrit une angine de poitrine *diabétique, goutteuse*, même *tabétique*.

Encore trois erreurs ! Il y a chez les diabétiques, chez les goutteux, chez les tabétiques, des sténocardies qui sont liées aux lésions artérielles ou aortiques concomitantes, mais qui ne dépendent directement ni de la quantité de glycose, ni de la goutte, ni du tabes, comme je l'ai démontré dans mon Traité des maladies du cœur, dès sa première édition en 1889, et on ne voit jamais ces sténocardies céder, ni au traitement antidiabétique, ni à la colchique et au salicylate de soude, ni au traitement dirigé contre le tabes.

25. — On a fait le raisonnement suivant : Nous prescrivons contre les accès d'angor les médicaments hypotenseurs et vaso-dilatateurs (nitrite d'amyle, tétranitrate d'érythrol, trinitrine) ; donc, on doit considérer l'angine de poitrine comme toujours *fonction d'hypertension artérielle*.

Rien n'est plus faux. Les individus atteints de coronarite simple peuvent être des hypotendus. Ceux qui ont en même temps de l'aortite et de l'artériosclérose, de la néphrosclérose sont ordinairement hypertendus sous l'influence d'une de ces trois lésions ou même de ces lésions associées. Donc, l'hypertension artérielle, comme je l'ai déjà dit, peut bien aggraver l'angine de poitrine, mais elle ne la produit pas ; et les médicaments anti-angineux que j'ai mentionnés, ont une action plus complexe que celle qui consisterait à abaisser seulement la tension artérielle.

26 — Comme si les 70 théories que j'ai comptées sur la nature de l'angine de poitrine n'étaient pas suffisantes, voici qu'on vient d'en imaginer une autre : la *distension du cœur*, comme cause des accès sténocardiques.

Tout d'abord, conçoit-on comme chose possible une distension subite du cœur survenant à chaque instant sous l'influence de la marche rapide ou d'un effort, pour produire immédiatement un accès ! D'autre part, si à l'autopsie d'individus morts d'accès d'angor, on a pu constater, comme cela m'est arrivé, une dilatation des cavités cardiaques, le fait n'était nullement imputable à l'angine de poitrine elle-même, qui produit plutôt un spasme cardiaque, mais bien plutôt à la dégénérescence du myocarde, provoquée par l'altération des artères coronaires. On a donc pris ici le fait pour la cause. N'insistons pas.

27. — Il m'est arrivé plusieurs fois de voir venir à moi des femmes enceintes et atteintes de *rétrécissement mitral*, me demandant s'il ne serait pas nécessaire de provoquer un accouchement prématuré pour prévenir des accidents graves et même mortels dont elles seraient presque toujours menacées. Les malades comme les médecins en sont restés à cette formule absolument exagérée de Peter au sujet des femmes atteintes de rétrécissement mitral : « Filles, pas de mariage ; femmes, pas d'enfants ; mères, pas d'allaitement. » Voilà un de ces solennels aphorismes dont je vous ai déjà parlé.

Il y a là trois exagérations, et quoique je sois loin de nier l'existence des accidents gravido-cardiaques, certainement moins fréquents qu'on l'a dit, j'affirme que les femmes atteintes de rétrécissement mitral, surtout à la période de compensation et même à celle de compensation incomplète, peuvent se marier, devenir enceintes et allaiter.

La conduite thérapeutique dans ces cas est la suivante : Aux malades chez lesquelles on peut craindre ces accidents, faire garder un repos relatif à partir du quatrième mois de la grossesse et interdire le mariage seulement aux femmes ayant eu des infarctus pulmonaires répétés avec dyspnée intense, étant en état d'asystolie ou d'hyposystolie avec une arythmie palpitante accusée.

28. — Un grand nombre de médecins attachent une importance exagérée à la tension et aux sinuosités de l'*artère temporale* de certains sujets, pour croire que c'est là l'indice d'arteriosclérose commençante ou confirmee.

Comme vous allez voir, c'est là une double erreur : D'abord, cet état de la temporale peut s'observer par suite de l'hypertension artérielle en l'absence de toute lésion du vaisseau ; ensuite, lorsqu'il y a réellement athérome de la temporale, ce fait n'est nullement en rapport avec l'existence d'une arteriosclérose concomitante, et j'ai démontré qu'on peut être artérioscléreux sans être athéromateux et réciproquement (1). L'athérome est une lésion ; l'artériosclérose, une maladie. Les athéromateux sont des vasculaires, les artérioscléreux sont des viscéraux. Il y a, comme je l'ai dit, des jeunes gens de vingt ans qui ont des temporales serpentines ; ils ne sont pas artérioscléreux, ils ne sont même pas athéromateux. Donc, le plus ordinairement, ce que l'on a appelé le « signe de la temporale » est un signe sans conséquence.

(1) H. Huchard, *Nouvelles consultations medicales*, 1906.

29. — Il ne se passe pas de mois où je ne sois consulté pour des malades atteints de différentes *affections oculaires* (hémorragies rétiniennes, décollement de la rétine, choroïdite, glaucome, etc.) que les ophtalmologistes attribuent trop facilement et d'une façon banale à un « état général » et surtout à l'artériosclérose, dont je suis loin de constater toujours les principaux symptômes.

Sans aucun doute, l'artériosclérose peut déterminer sur l'appareil visuel des manifestations diverses que j'ai du reste étudiées aussi complètement que j'ai pu dans mon Traité des maladies du cœur et de l'aorte (1). Mais souvent, les lésions de l'appareil de la vision sont indépendantes de l'artériosclérose, qui est absente, et elles ne constituent qu'une affection absolument locale ; elles en dépendent le plus ordinairement à titre de complication rénale.

30. — Cette remarque s'adresse aussi aux *maladies de 'l'oreille*, que l'on attribue trop facilement à l'artériosclérose.

Il y a là une exagération que je signale aux médecins s'occupant spécialement des maladies des appareils oculaire et auditif. Ils en ont eu conscience, et c'est ainsi que Escat (de Toulouse), au VIIᵉ Congrès international d'otologie et dans les Annales des maladies de l'oreille, en 1904, divise les oto-scléroses labyrinthiques en deux classes : les unes qui sont la conséquence d'une infection générale (fièvre typhoïde, syphilis, etc.) ou qui sont d'origine artérioscléreuse ; les autres précédées de phénomènes migraineux (migraine otique) et dues à une trophonévrose secondaire du trijumeau, d'origine toxémique (2).

31. — Quand un malade atteint d'*anévrysme* meurt subitement ou rapidement, on pense immédiatement, dans le

(1) *Traité des maladies du cœur*, t. I, p. 138-144.
(2) Voir à ce sujet une revue de Souleyre (d'Oran), Les états scléreux otiques dans leurs rapports avec l'artériosclérose (*Presse médicale*, 27 juillet 1907)

monde extra-médical et même chez bon nombre de médecins, que cette terminaison est due presque toujours à la rupture de la poche artérielle.

Celle-ci est plus rare qu'on le pense, et dans mon étude rapide sur le mécanisme de la mort au cours de l'anévrysme aortique, j'ai dit que celle-ci peut être lente, subite ou rapide : lente, par asystolie avec compression des oreillettes et avec cardiosclérose concomitante ; par inanition due à la compression de l'œsophage, par tuberculose pulmonaire due à la compression de l'artère pulmonaire et des nerfs pneumogastriques et par une sorte de cachexie artérielle ; subite, par hémorrâgie foudroyante et syncope, par angine de poitrine, par ictus laryngé ; rapide, par asphyxie due à la compression des voies aériennes, à la rupture de la poche dans les poumons, les bronches ou la trachée, par rupture dans le péricarde, les plèvres, le canal rachidien, par embolie.

Mais une autre cause de mort rapide que je viens d'observer et qui ne me paraît pas encore avoir été indiquée, est celle qui est due à une anémie suraigue, comme le prouve le fait suivant : Un homme atteint d'un anévrysme de l'aorte thoracique d'un volume considérable, plus gros qu'une tête de fœtus, meurt rapidement avec quelques convulsions en trois minutes, après avoir présenté un grand amaigrissement progressif et un état profond d'anémie. On croit à une rupture de l'anévrysme, et à l'autopsie on ne constate rien autre chose qu'une poche artérielle énorme renfermant près de 3 litres de sang avec de nombreux caillots stratifiés. L'anémie et l'amaigrissement s'expliquent ici par cette grande masse sanguine immobilisée et inutilisée dans cette poche. J'insiste sur ces faits, sur l'étude importante et trop souvent sacrifiée des causes de la mort dans les maladies. Car, ainsi que je l'ai dit, savoir comment l'on meurt, c'est un peu savoir comment l'on pourrait guérir ; et connaître les dangers, c'est se preparer à les éviter, à les combattre plus efficacement.

32. — Dans les maladiés du cœur, il faut chercher à droite les *épanchements pleuraux* et les *embolies pulmonaires*; la *congestion pulmonaire* plus souvent à gauche.

Dans les cardiopathies artérielles, comme je l'ai démontré, l'épanchement existe plus souvent à droite, cela pour plusieurs raisons (embolie pulmonaire plus fréquente à droite, propagation possible de la périhépatite à la plèvre correspondante, manifestation des périviscerites que j'ai contribué à faire connaître). Cet épanchement a été longtemps méconnu pour les raisons suivantes: il est latent, sans réaction inflammatoire ou fébrile, presque toujours sans dyspnée ; il est de siège sus-diaphragmatique, souvent abondant, alors que la percussion et l'auscultation lui donnent au contraire les caractères d'un épanchement très modéré ou peu appréciable. Car, en raison de son siège exact entre la base du poumon et le diaphragme, dans une région où la capacité thoracique est très étendue, au-dessus du foie qu'il comprime et fait descendre, on croit à une simple hypertrophie congestive de cet organe, et comme la collection liquide ne comprime que légèrement le poumon de bas en haut et non latéralement, le murmure vésiculaire reste presque à l'état normal ; il y a absence de souffle bronchique avec très peu de diminution des vibrations thoraciques. La thoracentèse peut alors donner issue à plus de 2 litres de liquide, alors qu'on croyait celui-ci réduit à 300 ou 500 grammes au plus, ou que l'on pensait simplement à une augmentation du volume du foie.

Comme conclusion, je dis : Surveillez toujours la plèvre droite sus-diaphragmatique dans le cours des cardiopathies valvulaires et surtout artérielles, et c'est ainsi que vous méconnaîtrez moins souvent l'existence d'épanchements pleuraux parfois très abondants sans réaction inflammatoire, et presque toujours latents au double point de vue des signes fonctionnels et physiques.

33 à 38. — Telles sont les principales erreurs cliniques qui ont encore cours dans la science sur les maladies du cœur et des vaisseaux, et je n'ai pas tout dit! Je rappelle seulement d'autres erreurs ou fautes telles que : l'abus des *souffles extra-cardiaques*, de la *myocardite*, de l'*artériosclérose* et de l'*hypertension artérielle* que l'on voit maintenant un peu partout; la confusion de l'asystolie avec la *dyspnée toxi-alimentaire*, avec l'œdème aigu du poumon et les infarctus pulmonaires; l'interprétation pronostique absolument erronée que l'on attribue aux *intermittences* et aux faux pas du cœur, aux *syncopes* que l'on met sur le compte de la cardiopathie alors qu'elles sont dues le plus souvent à un état nerveux tout à fait accidentel et concomitant. En tout, près de quarante erreurs !

Non, je n'ai pas tout dit, en énumérant ces nombreuses erreurs pathologiques sur les maladies du cœur. En voici deux autres encore, relatives à l'origine tuberculeuse du rétrécissement mitral congénital et à la possibilité d'une sténose spasmodique du même orifice.

39. — En 1888, Tripier (de Lyon) avait émis l'opinion que les antécédents héréditaires ou personnels de tuberculose peuvent se rencontrer dans des cas divers d'affections cardiaques et surtout de rétrécissement mitral, et il ajoutait que la maladie du cœur, constituée non seulement par les lésions endocardiques, mais encore par les troubles circulatoires consécutifs, est capable d'enrayer la marche de la tuberculose pulmonaire. Comme la lance d'Achille, la tuberculose guérirait les blessures qu'elle fait.

Conçue dans ces termes très sages, cette opinion était acceptable, quand elle fut reprise et reproduite trois ans plus tard par Potain, qui en exagéra l'importance en la généralisant outre mesure et en paraissant l'accepter à l'exclusion de toute autre étiologie. Or, j'ai contribué à démontrer qu'il est difficile d'admettre une loi basée sur un chiffre très restreint de cas, si on le compare au nombre considérable des tuberculeux, et que l'on doit donner plus d'ampleur à cette question, une malformation valvulaire comme celle du rétrécissement mitral pur ou congenital pouvant être due non seulement à la tuberculose, mais aussi et surtout à la syphilis, parfois à l'alcoolisme des ascendants, comme d'assez nombreuses observations le démontrent. En dehors de ces causes de dystrophie valvulaire, il y en a sans doute que nous ne connaissons pas encore. Mais, ce que l'on sait souffre de ce que l'on ne sait pas, et il faut avoir le courage de son ignorance, au lieu de bâtir hâtivement aujourd'hui des théories que les découvertes de demain sont destinées à détruire. Il vaut mieux s'arrêter que marcher dans les ténèbres. En science, une sage lenteur avec méthode est le meilleur moyen d'avancer, et, comme l'a dit Bacon, un boiteux marche plus vite dans la bonne voie qu'un rapide coureur dans la mauvaise.

40. — La question du *rétrécissement mitral spasmodique* a été d'abord posée par Peter, dans cette phrase : « Les chlorotiques font des rétrécissements par spasme, comme elles font des insuffisances par atonie. » Puis Cuffer et ses élèves ont fini par admettre la fréquence relative de cette sténose spasmodique.

Sans qu'il soit possible d'en nier absolument l'existence, je puis affirmer que je n'ai jamais observé un seul fait indiscutable de rétrécissement mitral spasmodique, et il importe de se demander si la plupart des cas rapportés dans la science ne sont pas relatifs à des stenoses organiques caractérisées souvent, comme on le sait, par la grande variabilité des symptômes physiques et fonctionnels.

## Erreurs thérapeutiques.

Les erreurs thérapeutiques les plus importantes sont relatives à l'abus des médicaments.

41, 42, 43. — Autrefois, on abusait des *saignées* dans le traitement des maladies du cœur, et sans parler de la médication débilitante de Valsalva pour la cure des anévrysmes, à la fin du XVIII<sup>e</sup> siècle, on affirmait « qu'il n'y a pas de moyen plus propre à prévenir les palpitations et les affections du cœur que la saignée ». On disait encore : « On ne doit pas craindre de tirer du sang, parce que, le cœur n'ayant plus assez de force pour pousser celui-ci, en gagnera davantage lorsque le poids de la masse sanguine sera diminué. » On se rappelle encore les orgies sanguinaires de Bouillaud dans le traitement du rhumatisme articulaire aigu.

N'avons-nous pas assisté à la grandeur et à la décadence des vésicatoires qui autrefois étaient reconnus capables d'exciter et de réveiller le cœur (1), des injections d'extrait testiculaire de Brown-Séquard, au sujet desquelles il s'est trouvé autrefois un savant très enthousiaste, qui a aussitôt publié par cette médication des « centaines » de guérisons d'ataxies locomotrices ; à l'abus des injections salines, petites ou grandes, maintenant presque abandonnées; encore aujourd'hui à l'abus des injections de cacodylate et aussi d'un *sérum antisclérosique* capable, d'après un médecin étranger, d'abaisser la tension artérielle et de résoudre les tissus sclereux ! On fait encore un usage immodéré de la médication iodurée, du *régime lacté exclusif*, capable de déterminer à la longue des dyspepsies lactées très tenaces ou des dilatations cardiaques, de l'hypertension artérielle que l'on trouve un peu partout, de la médication

(1) RICHARD MEAD, Recueil des œuvres physiques et médicinales (Traduction française à Bouillon, 1774).

hypotensive dont j'ai été l'un des premiers à parler, au sujet de laquelle on m'a fait dire ce que je n'ai jamais dit, en exploitant singulièrement la crédulité humaine... (1).

Que nous en avons vu mourir de ces enthousiasmes d'un jour et de ces panacées, et comme il est vrai de dire que les médecins changent souvent d'idées fixes !

Mais laissons de côté les erreurs thérapeutiques d'hier, reconnues et tombées. Parlons de celles que l'on commet aujourd'hui.

44. — Je vous ai appris à connaître la *cardiopathie arté-rielle arythmique*, caractérisée par deux symptômes prin-cipaux : la dyspnée toxi-alimentaire et la tachy-arythmie. Vous faites disparaître très sûrement et rapidement le premier symptôme à l'aide du régime lacté exclusif ou simplement du régime lacto-végétarien, parce qu'il est d'origine rénale, même en l'absence d'albumine dans les urines. La tachy-arythmie est d'origine myocardique, elle est due à la lésion du muscle cardiaque, et comme vous avez appris dans vos livres et dans certain enseignement que la digitale régularise toujours les battements du cœur, la plupart des médecins ont une tendance à prescrire ce médicament pour faire disparaître la tachy-arythmie dont les malades se plaignent à peine, tandis qu'ils souffrent surtout de la dyspnée.

On commet ainsi une faute, parce qu'on ne sait pas assez que cette arythmie spéciale est irréductible, et, en continuant inconsidérément l'emploi du médicament contre cette véri-table boiterie du cœur, on peut s'exposer à provoquer des

_______

(1) HUCHARD   L'artériosclérose et les spasmes vasculaires (*Congrès de Toulouse*, 1887). — La tension artérielle dans les maladies (*Semaine medicale*, 1888) — La médication hypotensive (*Académie de medecine de Belgique*, 1901, et *Académie de medecine de Paris*, 1903) — Sur la medication hypotensive (*Societe de therapeutique*, 26 février 1907). — Voir pour l'énumération de mes recherches sur la tension artérielle, la Thèse de mon interne L.-A. AMBLARD, Paris, 1907.

accidents d'intoxication digitalique. Souvent je reçois des praticiens des lettres ainsi conçues : « Le malade va beaucoup mieux ; la dyspnée a disparu complètement et le malade dort ; malheureusement, je ne puis parvenir à faire disparaître l'arythmie, ni même à l'améliorer. » — Je réponds invariablement : « Vous n'y parviendrez que très rarement et presque toujours incomplètement, parce que cette arythmie est le résultat d'une lésion incurable du myocarde siégeant le plus ordinairement au niveau du sillon auriculo-ventriculaire. Laissez là cette boiterie, ne vous en préoccupez pas, le cœur pouvant ainsi boiter des années sans dommage pour le malade, et insistez toujours sur le traitement rénal de la cardiopathie artérielle. »

45. — Comme j'ai contribué à le démontrer, la première période (présclérose) de l'artériosclérose et des cardiopathies artérielles est caractérisée le plus souvent, — je n'ai pas dit toujours — par un état plus ou moins permanent d'hypertension sanguine, en l'absence de lésions vasculaires ou avec des lésions à peine appréciables. Or, les médecins font alors un abus singulier des *préparations iodurées,* non seulement à cette première période, mais à toutes les phases de l'artériosclérose, non seulement dans le cours des cardiopathies artérielles, mais aussi dans le cours des cardiopathies valvulaires.

Je vous le demande, que peut faire l'iodure contre la présclérose ? Il ne saurait modifier la tension artérielle, puisqu'il est presque sans action sur elle, comme nos expériences avec Eloy (datant de plus de vingt ans), confirmées dans la suite par Prévost et Binet (de Genève), l'ont démontré d'une façon formelle. Il ne peut agir non plus sur des lésions qui n'existent pas encore. D'autre part, avez-vous jamais vu des altérations valvulaires post-rhumatismales rétrocéder sous l'influence de la médication iodurée ?

L'abus des iodures doit être sévèrement dénoncé, parce que je l'ai vu produire des gastropathies médicamenteuses suivies souvent d'une répercussion plus ou moins grave sur les fonctions cardiaques.

46. — Lorsque, quinze et même trente ans après l'accident initial, un malade est atteint d'*aortite syphilitique*, on abuse encore de deux médicaments : de l'iodure et du mercure.

L'iodure guérit rapidement certaines manifestations nettement syphilitiques ; le mercure les prévient, c'est une chose entendue. Mais, avez-vous jamais vu ces deux médicaments obtenir la guérison des manifestations parasyphilitiques du tabes, de la paralysie génerale, de l'aortite ? Malgré l'insuccès reconnu de la médication, on n'en continue pas moins à abuser singulièrement des injections mercurielles, alors qu'il est démontré par Welander (de Stockholm) qu'elles sont capables de produire à la longue de l'albuminurie avec cylindrurie, dans une maladie où le rein finit toujours par se prendre tôt ou tard. Car, j'ai démontré (1) que pour l'aortite syphilitique comme pour les cardiopathies artérielles, la maladie est à l'aorte et le danger au rein, ce qui veut dire que tôt ou tard la néphrosclérose, avec son cortège habituel de symptômes graves, fera son apparition, si l'on n'y prend garde. Prévoir, c'est prévenir. Or vous pourrez prévenir cette complication redoutable que vous avez su prévoir en instituant de bonne heure le traitement rénal, c'est-à-dire en insistant sur le régime alimentaire et sur la médication diurétique. Ce traitement, auquel vous pourrez joindre des injections mercurielles d'une façon très modérée et de faibles doses d'iodure de potassium, aura des effets bien autrement salutaires que la seule médication iodurée et hydrargyrique prescrite d'une façon intensive et trop systématique.

(1) H. Huchard, *Consultations médicales*, 4ᵉ édition, Paris, 1906.

47. — Une autre erreur a eu cours pendant longtemps au sujet de l'*anesthésie chloroformique des cardiopathes*, anesthésie que l'on croyait presque toujours contre-indiquée chez eux et que l'on pratiquait d'une façon incomplète dans la crainte d'accidents.

J'ai réussi à dissiper ces deux erreurs dans une discussion que j'ai provoquée sur ce sujet, il y a six ans, à l'Académie de médecine, et il a été démontré que les accidents chloroformiques ne sont pas plus fréquents chez les cardiaques que chez d'autres malades, que la contre-indication ne porte pas sur le siège de la lésion valvulaire, aortique ou mitrale, mais qu'elle s'adresse surtout aux cardiopathies valvulaires en état d'asystolie, ou encore aux cardiopathies artérielles avec dyspnée plus ou moins intense. Encore peut-on operer et endormir sans crainte ces derniers malades lorsqu'on aura pris soin de supprimer préalablement les accidents dyspneiques par le régime lacté exclusif suivi sévèrement pendant dix ou quinze jours. Cette discussion a etabli encore que, contrairement à l'opinion commune, l'anesthesie chloroformique doit être aussi complète que possible, surtout pour les opérations pratiquées vers la région ano-périnéale, et cela dans le but de supprimer tous les réflexes, seuls capables de provoquer des accidents mortels. Notre conclusion a ete celle-ci, modifiant et complétant la formule ancienne et trop intransigeante de Sédillot :

Le chloroforme pur et régulièrement administré sur un malade bien préparé pour le recevoir ne tue presque jamais.


48. — Dès 1893, dans la seconde édition de mon Traité des maladies du cœur, je me suis élevé contre l'*abus des révulsifs* et surtout des vésicatoires. Il y a même, disais-je alors, des médecins pour lesquels le secret de la médication consiste dans l'emploi de vésicatoires, petits ou grands, souvent appliqués sur la région précordiale, et tout leur

art consiste à les changer de place Notta (de Lisieux) prétend même avoir fait disparaître des lésions valvulaires et des bruits de souffle par l'application de, cautères profonds, et il ne s'est pas demandé s'il avait affaire à des souffles fonctionnels ou extra-cardiaques (1).

Pourquoi, surtout dans les cardiopathies artérielles caractérisées de bonne heure par des accidents d'insuffisance renale, pourquoi des vésicatoires capables de congestionner les reins, de diminuer la dépuration urinaire, d'introduire dans l'organisme un élément toxique de plus? Pourquoi des cautères, tant de pointes de feu, des badigeonnages d'iode si souvent répétés? Ces derniers ne doivent être employés que dans le but de faire absorber un peu d'iode par la surface cutanée. On ne saurait trop s'élever en tout cas contre l'abus de cette médication, le plus ordinairement inutile et souvent nuisible.

49. — Quelques auteurs, s'appuyant sur mes travaux dénatures ou incompris, pensent que le traitement de la présclérose doit viser uniquement l'*hypertension artérielle*, et s'autorisant de quelques résultats éphémères obtenus par l'électricité, ils n'ont pas craint de publier, surtout dans la presse extra-médicale, des guerisons de l'artériosclérose en dix ou quinze jours !

Cette erreur doit-elle s'appeler d'un autre nom? En tout cas, on ne saurait trop protester contre elle. Sans doute, la médication hypotensive a une grande valeur dans certains cas, comme dans les anévrysmes, où les injections gélatineuses sont loin de suffire, ainsi que je l'ai démontré, il y a quelques années, à l'Académie de médecine. Mais, abaisser l'hypertension n'est qu'un des eléments du problème thérapeutique à résoudre, puisqu'elle est le résultat de l'intoxication alimentaire favorisée par l'insuffisance rénale.

(1) Notta *Normandie medicale,* 1889.

L'hypertension artérielle est surtout fonction d'intoxication ;
c'est donc celle-ci que nous devons d'abord et constamment
combattre, c'est encore la médication rénale qu'il importe de
toujours poursuivre  L'an dernier, à la Société de thérapeutique, j'ai suscité auprès des principaux électrothérapeutes
une importante discussion, à laquelle je n'ai pas voulu
prendre part pour leur laisser toute indépendance d'opinion,
et ils sont arrivés aux mêmes conclusions qui contribueront
sans doute à ne pas faire dégénérer davantage les courants
de haute fréquence en courants de haute réclame (1)...

50. — Un cardio-artériel est atteint d'une dyspnée très
intense avec diminution considérable de la diurèse, augmentation de poids de 12 kilos en l'espace de quelques semaines,
sans œdème périphérique, avec un foie congestionné et
douloureux, quelques râles fins aux poumons et dans l'inspi-
ration. Je le soumets immédiatement à cette médication :
régime lacté exclusif, théobromine, puis digitaline à dose
anti-asystolique. Un mois après, il me revient avec une
diurèse de 2 000 à 2 500 grammes, disparition de la dyspnée
et diminution de poids de près de 11 kilogrammes, représentant cette énorme quantité de sérosite répandue ou infiltrée
d'une façon presque latente dans les divers organes (poumons, foie, reins, cerveau, etc.).
    Qu'est-ce à dire ?

(1) « L'abaissement durable de la pression par la répétition des séances
d'électricité nous a semblé nettement moins constant et surtout beaucoup moins accentué que certains auteurs l'ont proclamé. Nous ne
pensons pas que la pression sanguine soit le seul facteur dont on doive
tenir compte , nous attachons une grande importance a la nutrition
générale et a l'élimination urinaire » (DELHERM et LAQUERRIÈRE, *Societe
de Therapeutique*, 15 mai 1907). — Il y a neuf ans, dès 1899, un électro-
thérapeute très consciencieux et honnête disait  « Il nous semble difficile d'admettre que ce mode thérapeutique influence directement les
parois des vaisseaux , mais il est probable que, en modifiant la nutrition
générale et en l'améliorant, les hautes fréquences peuvent atténuer
l'évolution de l'artériosclérose (APOSTOLI, *Annales d electrobiologie*, 1899).

Comme cela survient le plus souvent, le malade a fait d'abord de l'*asystolie viscérale*, à laquelle on n'apporte pas d'ordinaire une attention suffisante, et l'augmentation de poids était due aux œdèmes interstitiels et viscéraux promptement resorbés à la faveur de la médication.

Cela prouve, comme je l'ai écrit dans un chapitre sur les « symptômes preasystoliques » de mon Traité des maladies du cœur, qu'au cours de celles-ci l'augmentation de poids des malades est souvent un indice des œdèmes interstitiels ou viscéraux et des congestions passives viscérales précedant souvent, sinon toujours, l'apparition des œdèmes périphériques. On commet donc une erreur en datant seulement de ceux-ci l'apparition de l'hyposystolie, et on en a commis une autre en désignant cette période d'hydratation des organes sous le nom de « precœdème ». Il n'y a pas de précœdème, puisque les manifestations congestives et œdémateuses de certains viscères existent réellement, et il ne s'agit pas non plus d'un symptôme vraiment préasystolique, puisqu'il est déjà l'un des premiers indices de la décompensation. C'est ce qui avait été bien vu par Gendrin ; il avait formellement déclaré que l'œdème pulmonaire, même presque latent, precède le plus souvent l'œdème périphérique.

. Donc, portez votre attention sur les œdèmes interstitiels et visceraux, en vous rappelant que ceux-ci ne se manifestent souvent que par des symptômes peu apparents (l'œdème des poumons occupant souvent la partie centrale de l'organe) ; ayez l'œil sur le bocal d'urines et sur la balance. Si, avec la diminution de la diurèse, vous constatez une grande et rapide augmentation de poids du malade, instituez d'emblée la médication anti-asystolique, qui vous est souvent indiquée par cette augmentation de poids rapide et presque inexpliquée du sujet. C'est là, comme je l'ai dit, un signal d'alarme qui commande une intervention hâtive, au moyen de la médication digitalique et déchlorurante. Mais ne croyez pas

que la déchloruration alimentaire soit seule capable de
résorber les œdèmes ; il faut y joindre encore la médication
diurétique pour favoriser et activer davantage l'élimination
rénale. La déchloruration alimentaire ne peut remplacer à
elle seule le régime lacté ou lacto-végétarien qui a fait ses
preuves, et les deux médications obéissent à la loi des
indications thérapeutiques, l'une prévenant ou entravant
souvent la formation des œdèmes, l'autre contribuant à leur
résorption et à leur élimination.

51. — A l'Étranger surtout, on commet une erreur des plus
graves en adressant à *la même station hydrominérale*, pour-
vue de bains carbo-gazeux, tous les cardiaques indistinctement, les hypertendus comme les hypotendus, les angineux
comme les faux angineux, les malades atteints d'affection
du cœur et ceux qui n'en ont pas, les cardiopathies valvulaires comme les cardiopathies artérielles. Nauheim serait
donc la station-panacée pour toutes les maladies du cœur. Il
en résulte des accidents sérieux, des aggravations, des morts
rapides ou subites, dont j'ai donné, avec mon savant ami
le professeur A. Robin, la relation il y a quelques années à
l'Académie de médecine et à la Société de thérapeutique (1).
Et, malgré les protestations de Frantzel (de Berlin), Laache
(de Christiania), Pawinski (de Varsovie), Albutt, Samson,
L. Williams, Herrengham et Burney Yeo (de Londres),
contre l'abus de cette médication hydrominérale « trop
commercialement exploitée », quelques praticiens, quoique
en beaucoup moins grand nombre qu'autrefois, continuent
à croire à la vertu presque anticardiopathique d'une seule
eau minérale. Heureusement les malades et les médecins,
trop longtemps et trop souvent victimes d'une erreur funeste
propagée aux quatre coins du monde, ont commencé à
deserter les stations-panacées.

(1) H. Huchard, *Société de thérapeutique* et *Ac de méd*, 1903.

Quoiqu'en France nous soyons très riches en bains carbo-gazeux possédant une action régulatrice sur la tension arté-rielle, à *Châtel-Guyon*, *Châteauneuf*, *Royat*, *Saint-Alban*, *Saint-Nectaire*, *Salins-de-Moutiers*, nous nous sommes bien gardés d'envoyer tous les cardiaques indistinctement à ces excellentes stations. Pour le choix d'une cure hydro-minérale, la loi des indications thérapeutiques doit toujours être rigoureusement suivie ou appliquée, et c'est ainsi qu'en France, plus que partout ailleurs, nous avons six stations principales, où toutes les maladies de l'appareil circulatoire peuvent être soignées avec le plus grand succès :

*Bourbon-Lancy*, avec ses eaux hyperthermales et émi-nemment radio-actives, pour les cardiopathies rhumatis-males et toutes les cardiopathies fonctionnelles, comme mon interne le D<sup>r</sup> Piatot l'a démontré dans plusieurs publi-cations très importantes. (Les eaux de *Plombières* et de *Luxeuil*, également douées de propriétés radio-actives, celles de *Bagnols* (de la Lozère) seraient applicables dans certains cas.)

*Royat*, avec ses bains carbo-gazeux à la température idéale de 35°, pour le traitement de la présclérose et des déviations de la tension artérielle, comme l'ont démontre Laussedat d'abord et mon interne, le D<sup>r</sup> Mougeot ensuite dans son excellente thèse inaugurale.

*Brides* et *Salins-de-Moutiers*, avec leurs eaux laxatives et carbo-gazeuses agissant sur le foie, pour les cardio-pathies liées à l'adipose, comme le regretté Philbert l'a établi depuis longtemps, en montrant la supériorité de ces deux eaux réunies sur celles de Marienbad et de Carlsbad.

*Évian*, avec ses eaux diurétiques faiblement minérali-sées, pour le traitement rénal des cardiopathies artérielles, dont mon interne, le D<sup>r</sup> Bergouignan, a victorieusement démontré la grande importance dans sa thèse.

*Vittel*, avec ses eaux diurétiques et faiblement laxatives, pour le traitement spécial de ces mêmes cardiopathies, alors qu'elles sont liees principalement à la goutte, aux lithiases urinaire et biliaire, comme l'ont démontré P. Bouloumié d'abord et ensuite mon interne, le D<sup>r</sup> Amblard dans leurs récents et importants travaux (1).

*Bagnoles-de-l'Orne*, avec ses eaux thermales peu minéralisées, pour toutes les maladies du système veineux, d'après d'anciens travaux datant de 1840 et confirmés définitivement par le regretté Goubert en 1880, spécialisation unique au monde, qu'elle peut encore partager en partie avec *Luxeuil*.

Pour *Bourbon-Lancy*, dont l'action si remarquable, signalée autrefois par Bosia, sur les troubles fonctionnels du cœur et sur toutes les cardiopathies d'origine rhumatismale, a été pour moi pendant longtemps un sujet d'étonnement, la communication récente de mon savant collègue Ch. Moureu, membre de l'Académie de médecine et professeur de chimie à l'Ecole de pharmacie, devient une véritable révélation dont les consequences thérapeutiques seront considérables. La richesse vraiment prodigieuse de ces eaux en gaz rares et en helium (dérivé du radium) donne l'explication des nombreuses guérisons fonctionnelles que j'avais constatees depuis plus de dix ans, à la suite de cette cure hydrominérale. Pour ne pas affaiblir l'importance de ces recherches, je laisse la parole à M. Moureu et à son collaborateur, M. Robert Biquard.

« Les chiffres que nous donnons, dans le tableau comparatif ci-après, sont les moyennes des résultats d'expériences ayant dure, en général, plusieurs heures, et qui ont parfois

_______

(1) P Bouloumié, Artériosclérose et arthritisme, Paris, 1907. — L.-A. Amblard, Variations quotidiennes des tensions artérielle et arteriocapillaire chez les artérioscléreux hypertendus en cours de traitement Thèse de Paris, 1907.

même été répétées à différentes époques de l'année. Les debits en gaz rares et hélium pour une année figurent exprimés en litres, à côté des débits gazeux totaux.

| EAUX MINERALES | | DEBIT gazeux total par an (en litres) | GAZ RARES (en bloc) | | HELIUM | |
|---|---|---|---|---|---|---|
| | | | Proportion p 100 | Debit annuel (en litres) | Proportion p 100 | Debit annuel (en litres) |
| *Plombières* (Vosges) | S^ce Vauquelin... | 17 520 | 2,03 | 356 | 0,258 | 45 |
| | Source n° 3. | 14 381 | 1,78 | 256 | 0,292 | 42 |
| *Bains-les-Bains* (Vosges) | S^ce Savonneuse. | 4 891 | 1,24 | 61 | 0,198 | 9,7 |
| *Luxeuil* (H^te-Saône). | S^ce Grand Bain.. | 36 354 | 2,11 | 767 | 0,77 | 280 |
| | — Bain des Dames | 22 995 | 2,09 | 480 | 0,87 | 200 |
| *Maizieres* (Côte-d'Or). | Source Romaine | 18 250 | 6,39 | 1.166 | 5,34 | 974 |
| *Bourbon-Lancy* (Saône-et-Loire) | S^ce du Lymbe | 547.500 | 3,04 | 16 644 | 1,84 | 10 074 |
| *Ax* (Ariege) | Source Viguerie. | 560 640 | 1,55 | 8.760 | 0,097 | 543 |
| *Eaux-Bonnes* (S^ce Vieille) (B -P.). | | 10 950 | 1,80 | 197 | 0,613 | 67 |

« Comme on le voit, les diverses sources peuvent avoir, tant en gaz rares qu'en gaz totaux, des débits extrêmement différents. On voit aussi que la source de Maizières, quoique possédant la plus forte teneur centésimale en gaz rares et spécialement en hélium, est loin d'être la première pour la richesse véritable. La plus riche sous ce rapport, et de beaucoup, est la source du *Lymbe* à *Bourbon-Lancy* ; elle débite annuellement plus de 16 000 litres de gaz rares, et l'hélium y entre pour une proportion supérieure à 10 000 litres. La source du Lymbe nous apparaît ainsi comme une véritable *mine d'Hélium.*

« Nous pensons que l'hélium peut être retiré avec avantage de certaines sources thermales. Si l'emploi de ce gaz, pour des recherches scientifiques ou pour tous autres usages, venait à se répandre, les sources constitueraient une réserve d'autant plus précieuse qu'elle est inépuisable et que l'hélium, avec les autres gaz, s'en dégage constamment dans l'atmosphère (1). »

52. — Ouvrez vos livres et lisez ce que l'on dit de l'emploi de *la digitale dans le rétrécissement mitral*. Rien de plus inexact ni de plus contraire à l'observation clinique et aux enseignements de la thérapeutique que de dire avec Potain : « Le rétrécissement mitral étant réglé pour un petit travail, la digitale est toujours contre-indiquée parce qu'elle augmenterait ce travail ; elle est inutile et même nuisible, tant qu'il n'y a pas d'arythmie ; à la dernière période, elle est seulement utile. » Rien de plus contraire aux notions physiologiques que cette affirmation d'un autre auteur : « La digitale ne ferait que provoquer un fonctionnement excessif du cœur et l'épuiserait, car il lui est impossible de faire passer à travers l'orifice une quantité de sang plus grande que ne le permet l'obstacle invincible. »

Que de fois, en médecine, les théories sont génératrices d'erreurs !

Si la digitaline augmentait réellement le travail du cœur, si elle pouvait provoquer son excessif fonctionnement, je ne l'emploierais jamais dans les cardiopathies, parce qu'un des grands principes de thérapeutique est celui-ci : lorsqu'un organe est malade, il faut le mettre au repos, et la digitale économise, elle facilite le travail du cœur au lieu de l'augmenter.

D'autre part, comme une longue expérience me l'a toujours appris, la digitaline cristallisée à la dose d'un quart de milligramme pendant quatre jours par mois est seule capable d'atténuer la dyspnée, parfois si intense dans cette maladie.

Enfin la sténose mitrale est la seule affection valvulaire,

(1) Charles Moureu et Robert Biquart, *Acad des sciences*, 24 février 1908

ou presque la seule qui indique l'emploi systématique de la digitale à la période de compensation. Est-ce parce qu'elle permet à l'oreillette gauche de gagner le temps nécessaire pour chasser son contenu dans le ventricule, ou plutôt parce qu'en allongeant la pause diastolique elle permet une réplétion ventriculaire plus complète ? L'explication importe peu : le résultat obtenu est indiscutable.

53. — On a dit et l'on répète encore que la profonde *dégénérescence du myocarde* est une contre-indication à l'emploi et à l'action de la digitale.

Encore une erreur. Car on a vu des cas, comme dans la cardiosclérose, où le muscle cardiaque étant envahi presque en totalité par l'élément scléreux, la digitale avait parfaitement agi pendant la vie. A l'hôpital des vieillards, Albert Robin a autrefois prescrit avec grand succès le médicament à des sujets très âgés atteints de myocardite très avancée (1). Ce fait, en apparence paradoxal, ne doit pas étonner, puisque la physiologie nous apprend que le médicament agit non seulement sur le myocarde, mais aussi sur ses nerfs comme sur tout l'appareil vasculaire. Donc, l'impuissance accidentelle du médicament, due à d'autres causes et surtout aux barrages circulatoires dont je parlerai plus tard, ne mesure en aucune façon l'impuissance du myocarde, comme Dujardin-Beaumetz et tant d'autres praticiens l'ont cru pendant longtemps.

54. — La digitale serait contre-indiquée : dans les *affections aortiques*, surtout dans la maladie de Vieussens-Corrigan, où elle deviendrait complice de la maladie en allongeant encore la pause diastolique et en favorisant ainsi la dilatation du cœur ; dans l'*insuffisance tricuspidienne*,

_______

(1) A. ROBIN, *Union médicale* et *Gaz. des hôp*, 1892.

où elle contribuerait à supprimer une lésion secondaire et compensatrice, « la sauvegarde du poumon, la soupape de sûrete contre l'exagération de pression dans la petite circulation » (Potain).

Il y a longtemps déjà, en 1887 (dans mon étude : Quand et comment on doit prescrire la digitale), j'ai démontré que le siège de la lésion valvulaire ne peut ni ne doit commander l'emploi du médicament, et je suis arrivé à cette conclusion : La digitale, surtout à dose massive, est contre-indiquée dans toutes les maladies valvulaires, qu'il s'agisse de rétrécissements ou d'insuffisances, d'affections aortiques ou mitrales, lorsqu'elles sont suffisamment ou exagérément compensées ; elle est indiquée dans toutes les maladies valvulaires lorsqu'elles sont insuffisamment compensées. Dans le rétrécissement mitral, la digitale à faible dose produit d'excellents effets surtout sur la dyspnée, même à l'état de compensation parfaite de la lésion. Dans l'insuffisance tricuspidienne encore, toujours à faible dose, elle n'a jamais produit les accidents dont on a parlé trop théoriquement, et c'est une erreur de croire qu'elle détermine des effets identiques avec des doses différentes, c'est une erreur de ne pas tenir compte de ce grand principe de thérapeutique : Suivant les doses differentes, dans un medicament il y a plusieurs medicaments.

55. — Depuis plus de quinze ans, je ne cesse de combattre une des plus grandes erreurs, qui règne encore actuellement sur la therapeutique cardiaque. On attribue *quatre défauts* à la digitale ou à la digitaline : son insolubilité dans l'eau, la lenteur de son action, la lenteur de son élimination, la facilité de son accumulation dans l'organisme.

Voilà de graves défauts, dit-on ; et moi, je dis, je prouve que se sont la de grandes qualites. Je vais même plus loin, et j'affirme que, sans ces qualités, la digitale ne serait pas.

Une digitale ou une digitaline complètement soluble, agissant et s'eliminant, ou plutôt se détruisant rapidement dans
l'organisme, privée de tout pouvoir accumulatif, n'est plus
de la digitale. Défiez-vous de toutes ces pseudo-découvertes
cachant trop soigneusement, dans un simple but commercial,
le mode de préparation et la composition d'un produit médicamenteux. Dites-vous bien encore que la digitale n'a pas
de succédanés, c'est-à-dire qu'aucun autre médicament ne
saurait la remplacer.

Je me sers, il faut se servir des prétendus défauts de
la digitale, qui, entre nos mains, doivent devenir d'inappré-
ciables qualités (lenteur d'élimination, c'est-à-dire longue
continuité d'action ; accumulation du médicament, c'est-à-
dire renforcement de cette action dans l'organisme), en
prescrivant ce que j'appelle la dose d'entretien cardio-
tonique : un quinzième de milligramme de digitaline
'cristallisée de Nativelle, III à IV gouttes par jour de la
solution au millième, pendant plusieurs semaines, dans
toutes les cardiopathies arrivées à la période premonitoire
de l'hyposystolie. De la sorte, en raison, même à la
faveur de la lenteur d'élimination et du pouvoir accumulateur du remède, dont une des principales causes est son
insolubilité même, je suis assuré de son action constante
sur la circulation en même temps que de son innocuité (1).

Encore une fois, en vertu de cette lenteur d'élimination,
c'est l'organisme lui-même qui se charge du fractionnement
des doses, et son pouvoir accumulateur est une grande
qualité, je ne cesse de le répéter, parce que de cette façon
l'organisme est longtemps imprégné, en quelque sorte, par
l'action médicamenteuse, ce qui n'est pas pour les remèdes
s'éliminant trop rapidement par les urines ou d'autres
émonctoires. Du reste, cette accumulation ne peut se pro-

(1) H. Huchard, Digitale et digitaline, les trois doses de digitaline
(Société de thérapeutique, decembre 1906).

duire gravement avec des doses faibles, puisque le medicament se détruit au fur et à mesure en se transformant
dans l'économie, sans jamais s'éliminer en nature.

Et ne croyez-vous pas que tous les medicaments, même
les meilleurs — tirés pour la plupart du règne mineral —
caracterisés par une élimination rapide, sont des médicaments incomplets et souvent dangereux pour les fonctions
digestives, puisqu'on est obligé de les prescrire à doses
massives et répétées, afin de remplacer sans cesse des
quantites médicamenteuses trop promptement disparues
ou éliminées ? Il serait a souhaiter que le salicylate de
soude fût plus lent dans son action et son élimination ; je
voudrais qu'il s'accumulât un peu plus dans l'organisme
au lieu de s'éliminer rapidément au fur et à mesure de son
absorption, parce que, de cette façon, je ne déterminerais
pas des troubles gastriques en répétant sans cesse les
doses. Ce que je dis là est applicable à beaucoup d'autres
medicaments, comme aux iodures et aux bromures.

D'autre part, prescrites aux doses et suivant des règles
précises que je vous rappellerai dans mes prochaines leçons
sur le traitement des cardiopathies, la digitale et la digitaline ne peuvent jamais determiner aucun accident
gastrique ou autre. Ce sont les ignorants qui accusent de
tant de méfaits cet héroique médicament, sans lequel la
cardiothérapie ne serait pas ; ce sont eux qui donnent raison
aux paroles d'un médecin italien du xvie siecle, de Cappivaccio
(de Crémône) :

« Sachez prescrire les remèdes, vous n'accuserez pas tant
leur insuffisance ni leurs dangers. »

# CINQUIÈME LEÇON

## TRAITEMENT DES CARDIOPATHIES ARTÉRIELLES

Evolution clinique — Six lois cliniques. Règles therapeutiques Évolution en quatre périodes   artérielle, cardio-artérielle, cardiectasique.
Hypertension arterielle et intoxication. — Présclérose Précession de l'hypertension La presclerose est curable Rôle de l'intoxication, insuffisances rénale et hépatique Dyspnee toxi-alimentaire Parallèle entre les cardiopathies valvulaires et les cardiopathies artérielles
Traitement de la première période (*arterielle*) — Combattre l'intoxication, par le régime alimentaire, l'imperméabilité rénale, par les diuretiques; l'hypertension, par les moyens physiques   massage, hydrothérapie, bains carbo-gazeux, électricité (action douteuse de la haute fréquence), les médicaments vaso-dilatateurs.
Traitement de la deuxilme periode (*cardio-arterielle*). — Régime lacto-vegetarien. Trinitrine, nitrites, iodure Diurétiques. Digitaline a dose de soutien cardio-tonique
Traitement de la troisieme periode (*mitro-arterielle*). — Mitralisation de la maladie Fréquence des complications   a. Régime lacto-végétarien, regime lacté exclusif. Moyens de combattre l'intolérance gastrique, l'intolérance intestinale — b  Theobromine — c. Digitaline a dose anti-asystolique
Traitement de la quatrième periode (*cardiectasique*). — Saignée Reduction des liquides Reduction des aliments.
Traitement de l'artériosclerose avec diabète et adipose — a *Diabete*. Régime lacto-vegétarien peu farineux — b. *Adipose*. Surcharge graisseuse du cœur. Régime spécial
Arteriosclerose avec hypertension portale. — Artériosclérose avec hypotension arterielle. Traitement et massage abdominal.
Traitement de l'arteriosclérose avec angine de poitrine — Regime alimentaire; trinitrine, iodures, hygiène.

Lorsque Voltaire disait que la médecine consiste à mettre des drogues qu'on ne connaît pas dans des corps que l'on connaît encore moins, il traduisait en partie, dans une spirituelle boutade, l'idée suivante de Sénac en 1749 : « Ceux qui prodiguent les remèdes ne connaissent ni les causes qu'ils veulent combattre, ni les instruments dont ils se servent. »

Après avoir recherché les causes, j'espère vous démontrer

que nous n'abusons pas des drogues, qu'en bons ouvriers nous savons nous servir des instruments mis à notre disposition. Car il en est des médicaments comme des outils : un bon outil entre les mains d'un inhabile ouvrier devient un mauvais outil. D'autre part, nous ne pouvons faire de la bonne besogne qu'en réglant notre conduite thérapeutique sur cette définition : La médecine n'est ou ne peut être autre chose que la physiologie de la maladie, du malade, du médicament. Traduction libre de cette parole de Claude Bernard : « La pathologie et la physiologie ne se séparent pas dans leur étude scientifique. »

### Évolution clinique des cardiopathies artérielles.

Pour poser les bases de la thérapeutique des cardiopathies artérielles, il faut bien connaître cliniquement ces maladies, et comme on ne peut être un bon clinicien sans être d'abord un bon pathologiste, et un habile thérapeute qu'à la condition d'être un excellent clinicien, vous me permettrez tout d'abord de rappeler sommairement les six lois résumant l'évolution clinique de ces cardiopathies. Au nombre de quatre d'abord, ces lois qu'une longue et patiente observation des faits m'a permis d'établir, ont été méconnues et ignorées depuis le jour où Gull et Sutton ont décrit, en 1872, sous le nom *d'artério-capillary-fibrosis*, l'artériosclérose entrevue avant eux, dès 1867 et 1870, par Lancereaux, qui avait reconnu l'origine artérielle de certaines lésions viscérales et de néphrites. J'ai déjà cité ces lois ; je les répète une fois de plus.

1° La cardiosclerose, comme l'artériosclérose généralisee, étant le plus souvent l'effet de l'hypertension artérielle, provoquée elle-même par l'intoxication, est caractérisée pendant la plus grande partie de son évolution clinique par les symptômes relevant de ces deux faits : d'où l'indication de combattre l'intoxication d'abord, c'est-à-dire la cause, l'hypertension ensuite, c'est-à-dire l'effet ;

2° Dans l'artériosclérose, sous l'influence des sténoses artérielles, organiques par endarterite, fonctionnelles par spasme vasculaire, tous les viscères et appareils sont en imminence continuelle de fatigue ou de méiopragie ; d'où l'indication de mettre les organes au repos ou d'éviter leur surmenage.

3° L'insuffisance rénale est un symptôme précoce et constant des cardiopathies artérielles : d'où l'indication de leur traitement rénal dès le début ;

4° En raison de la dégénérescence du myocarde par endartérite coronarienne, toute cardiopathie artérielle est en imminence continuelle de dilatation cardiaque et d'accidents angineux : d'où l'indication de supprimer les causes de la cardiectasie et de combattre la sténocardie ;

5° En raison de la dégénérescence du myocarde, le rythme du cœur étant en grande partie fonction du muscle cardiaque, les cardiopathies artérielles s'accompagnent souvent d'arythmie : d'où l'indication de combattre modérément cette arythmie, sorte de boiterie irréductible du cœur ;

6° En raison de la tendance à la généralisation de l'artériosclérose, les cardiopathies artérielles sont souvent associées à la sclérose d'autres organes. Elles se terminent non seulement par l'asystolie et la mort subite, mais aussi par hemorragie cérébrale, urémie, etc. : d'où l'indication d'étendre l'action thérapeutique aux organes atteints ou menacés, au cœur périphérique comme au cœur central.

Ces six lois vous indiquent, avec la marche clinique de ces maladies, la conduite thérapeutique à suivre.

Relâcher le frein vasculaire qui serre et contracte trop fortement le cœur périphérique, poursuivre l'intoxication dans ses causes et dans ses effets, combattre l'hypertension par l'hygiène, par le régime alimentaire et quelques agents physiques ; éviter le surmenage dans une maladie où tous les organes sont dans un état d'insuffisance fonctionnelle ou de méiopragie ; activer le fonctionnement des émonctoires dont l'insuffisance est une cause incessante d'intoxication pour l'organisme ; soutenir le cœur central dans sa continuelle lutte contre les obstacles périphériques, le fortifier dans ses défaillances et le relever dans son affaiblissement progressif : tel est le problème assez complexe à résoudre.

Rappelez-vous encore l'évolution clinique de ces cardiopathies en quatre périodes : la première *artérielle* (présclérose), caractérisée par l'hypertension sanguine, le plus souvent d'origine toxique ; la seconde *cardio-artérielle*, avec degénérescence du cœur consécutive aux lesions vasculaires ; la troisième *mitro-artérielle*, caractérisee par la mitralisation de la maladie et par ses tendances asystoliques. J'ajoute une quatrième période, ultime, *cardiectasique*, qui suggère des indications thérapeutiques très importantes et urgentes.

### Hypertension artérielle et intoxication.

L'hypertension initiale de la *présclérose*, sur laquelle j'ai beaucoup insisté et qui interesse les praticiens parce qu'à cette periode la maladie est le plus souvent curable, n'était pas inconnue des anciens, le plus souvent sous le nom impropre de « pléthore sanguine », et elle avait eté soupçonnée par Boerhaave, qui disait, dès 1708 : « La forte impulsion de l'ondée sanguine contre les parois vasculaires peut aboutir au rétrécissement, à l'obliteration et à l'épaississement des artères. » En 1749, Sénac a exprime presque la même idec dans les passages suivants : « Dès que le volume du sang augmente, les vaisseaux sont plus dilates ; leur distension est un aiguillon qui les sollicite ; ils poussent donc avec plus de force les fluides qu'ils renferment. Ce principe est évident par lui-même, mais il est appuyé par l'expérience. Qu'on lie l'aorte descendante, le sang qui est obligé de se porter en plus grande partie dans les parties supérieures, les rougit.. Si l'effort du sang est quelquefois si grand, il peut remplir les viscères, les gonfler, y porter une irritation qui donne plus d'action au cœur. » — Ensuite, il faut arriver jusqu'à Mohamed, en 1874, pour trouver la mention très nette de la période préalbuminurique rappelant pour les maladies des reins la présclérose des cardiopathies artérielles, présclérose dont notre première mention date de 1883. Enfin, en Allemagne, Ottomar Rosenbach a signalé le fait en 1883, et dans plusieurs publications, en Angleterre, H. Broadbent (1883=1890) a insisté sur les dangers de l'hypertension artérielle (1).

Pour ma part, depuis près de vingt-cinq ans, je ne cesse d'appeler l'attention sur la précession de l'hypertension. En m'appuyant sur l'observation clinique et sur le raisonnement, j'ai été en mesure d'affirmer que l'hypertension artérielle contribue à donner naissance aux lésions vasculaires, au lieu d'être toujours produite par elles. A ce point de vue, les opinions sont partagées. Mais, pour montrer que je sais être éclectique, je vous rappelle une de mes conclusions émises il y a onze ans, en 1897, dans la Thérapeutique appliquée de A. Robin : « Dans la cardiosclérose, là où la clinique ne voit d'abord qu'un organe atteint, l'anatomie pathologique decouvre dans tous les autres viscères et

---

(1) SENAC, Traité de la structure du cœur, de son action et de ses maladies, 1749. — MOHAMED, *Med chir Trans.*, 1874. — OTTOMAR ROSENBACH, *Breslauer aerts Zeitschr*, 1883 — H HUCHARD, *Revue de méd.*, 1883, et *France medicale*, 1885 — H BROADBENT, *Brit. med Journal*, 1883, et *The pulse*, 1890 — LÉONARD WILLIAMS (*The clinical Journal*, 1906, païle de Clifort Albutt ayant admis l'opinion de la presclerose (sans indication bibliographique). — Enfin, dans ces dernières années, ANDRÉA FERRANINI (de Naples) a signalé des cas d'artériosclérose evoluant avec hypotension artérielle.

surtout dans le système artériel, des lésions qui, pour ne se manifester encore par aucun symptôme pendant la vie, n'en ont pas moins une grande importance au point de vue thérapeutique. »

A ceux qui ont objecté que l'hypertension artérielle ne peut pas précéder et produire les lesions vasculaires, je réponds par mes observations nombreuses de cardiaques (plus de 12 000) et par le raisonnement suivant : Pendant des mois, des années, vous faites passer sans dommage un courant liquide dans un tube de caoutchouc; puis, un jour, vous soumettez ce liquide à une forte pression qui représente l'hypertension; sous cette influence, le tube s'altère et finit par se rompre. Direz-vous que cette altération et cette rupture, comme cela survient dans les tubes vasculaires soumis à une haute pression, sont des phénomènes primitifs et non pas consécutifs à celle-ci? Et alors pourquoi ne pas admettre pour la mécanique humaine ce que vous ne songez pas un seul instant à contester pour la mécanique ordinaire?

Du reste, la question n'a pas une grande importance. Qu'il y ait des lésions *latentes* ou non, précédant l'hypertension et la produisant, voici ce que j'ai voulu dire : La notion de la présclérose a une grande importance, puisqu'elle permet de considérer au double point de vue clinique et thérapeutique deux phases distinctes dans l'evolution de l'artériosclérose : l'une *curable* avec des lésions absolument latentes, ou plutôt sans lesions, comme j'ai tendance à le croire; l'autre *incurable* ou peu curable, celle de l'artériosclerose confirmée, avec des lésions veritables qui se traduisent alors cliniquement par des symptômes très caractéristiques, des accidents divers et nombreux.

Cette première période se compose de trois éléments importants à bien connaître, puisqu'ils doivent inspirer, diriger notre action thérapeutique : 1° l'intoxication ; 2° l'insuffisance rénale, à laquelle se joint souvent l'insuffisance hépatique ; 3° l'hypertension arterielle, qui n'est qu'un résultat des deux premiers éléments.

Par conséquent, il n'y a pas que l'hypertension artérielle dans cette première période, comme on me l'a fait dire à tort et comme on a voulu imprudemment et peu scientifiquement l'affirmer, cette hypertension ne jouant même qu'un rôle secondaire, puisqu'elle ne serait pas sans les deux causes qui la produisent. C'est donc à ces deux causes que la médication doit d'abord et toujours s'adresser, si l'on veut faire cesser l'effet.

Dans l'artériosclérose, dans les cardiopathies artérielles, le rôle de l'intoxication est primordial, je le répète. Il est démontré formellement par les expériences, qui sont des observations provoquées, comme l'a dit Cl. Bernard, et par les observations cliniques, qui sont en realité des expériences spontanées. Cette intoxication, qui domine toute l'évolution morbide des cardiopathies artérielles, est d'origine alimentaire et de nature vaso-constrictive, ce qui explique déjà la tendance à l'augmentation de la tension sanguine. D'autre part, l'imperméabilité rénale, phenomène précoce et constant de toutes les cardiopathies artérielles, favorise la rétention toxique. Par conséquent, le traitement consiste, encore une fois, non pas à combattre directement l'hypertension arterielle, mais à lutter contre sa cause sans cesse renaissante, à lutter contre l'intoxication au fur et à mesure de sa production, à lutter contre l'insuffisance rénale, qui, entravant l'elimination régulière des toxines, tend à rendre permanente cette hypertension : traitement antitoxique et rénal.

Comme une affirmation n'est pas une démonstration, je vais vous prouver par les expériences physiologiques et les observations cliniques que cette intoxication est réelle.

En 1892, dans mon service de l'hôpital Bichat, où j'étais alors, mon interne Tournier fit, d'après mon conseil, une thèse sur la « dyspnée cardiaque ». Nous avons étudié le degré de toxicité urinaire de ces dyspnéiques, surtout au cours des cardiopathies artérielles, et nous l'avons trouvée très amoindrie, ce qui établissait l'intoxication de l'organisme.

Pour démontrer qu'outre l'impermeabilité rénale l'insuffisance hépatique joue un rôle, vous n'avez qu'à vous rappeler la célèbre expérience de Eck, réalisée ensuite par Paulow et Massen, consistant à lier la veine porte au-dessous du hile hépatique et à l'aboucher avec la veine cave inférieure, ce qui équivaut à la suppression fonctionnelle du foie, puisque le sang qui lui est destiné par la veine porte est dévié de sa voie et passe dans la veine cave Eh bien, lorsque l'on soumet les animaux ainsi opérés au régime lacté exclusif, on observe chez eux une survie plus ou moins longue ; tandis que, lorsqu'on donne à d'autres animaux témoins une quantité même minime de viande, la mort survient rapidement avec de gros accidents nerveux, parmi lesquels des troubles fréquents de la respiration et une dyspnée intense.

De son côté, l'observation clinique, qui a par sa précision la valeur d'une expérience sur les animaux, démontre que dès le début de la première phase des cardiopathies artérielles et pendant toute leur évolution, la dyspnee est le phénomène prépondérant ; elle est d'origine alimentaire, puisque la substitution du régime lacto-végétarien et surtout du régime lacté exclusif au régime mixte ou carne est suivie immédiatement, souvent dans les vingt-quatre heures, de la disparition plus ou moins complète des accidents dyspnéiques et que ceux-ci se renouvellent infailliblement dès la reprise de l'alimentation ordinaire. Cette dyspnée est donc bien *toxi-alimentaire* ; elle est modifiée favorablement par l'alimentation, et jamais par l'opium, par la digitale, par les iodures, ni par aucune drogue. Elle s'accompagne souvent d'*insomnie*, et celle-ci ne cède jamais complètement aux divers hypnotiques, dont il faut même se garder d'abuser. L'insomnie disparaît promptement par le régime lacté, qui devient ainsi un hypnotique indirect, les malades ne dormant pas parce qu'ils respirent mal, comme je ne cesse de le répéter. Faites-les respirer et vous les ferez dormir. Voilà ce qui explique pourquoi, l'intoxication dans cette maladie étant très accusée, on commettrait une grave faute en lui ajoutant encore une intoxication médicamenteuse toujours favorisée par l'imperméabilité rénale.

Vous voyez maintenant les grandes différences séparant les cardiopathies valvulaires d'origine rhumatismale et les cardiopathies artérielles d'origine toxique. Ce qui menace le cardiopathe valvulaire, c'est la stase veineuse des organes, c'est l'insuffisance de la compensation, c'est la fatigue du cœur, c'est la mort lente et progressive par asthénie cardio-vasculaire. Ce qui menace le cardiopathe artériel, c'est l'ischemie artérielle des organes, c'est toujours l'intoxication, c'est la mort subite par angine de poitrine, la mort rapide par hémorragie cérébrale ou d'autres accidents, parmi lesquels l'œdème aigu du poumon, la mort lente quelquefois par le syndrome hybride de la toxi-asystolie et par urémie.

Que de choses expliquées par cette nouvelle conception des maladies du cœur ! Deux exemples suffiront.

Chez les vieillards, la pneumonie est toujours grave pour deux raisons : parce que, chez eux et chez les artérioscléreux, le cœur est toujours menacé de défaillance et de dilatation, parce que, chez eux encore, le rein et le foie fonctionnent incomplètement dans un moment où, par le fait de la maladie infectieuse, ils doivent fonctionner davantage pour éliminer toutes les toxines produites par la pyrexie. Deux dangers qui sont deux faillites : au cœur menacé de défaillance, au rein menaçant l'existence par la rétention des poisons ; faillite des organes et des émonctoires préparant celle de tout l'organisme. Et vous remarquerez, comme je vous l'ai déjà dit, que chez ces malades l'intensité de la dyspnée, d'origine plutôt toxique que mécanique, n'est pas toujours en rapport avec la faible étendue de la lésion pulmonaire. Il en resulte qu'il ne suffit pas alors seulement de prescrire du quinquina et de l'alcool à haute dose pour tonifier l'organisme, ou de la digitale pour tonifier le cœur, mais qu'il importe surtout et avant tout de veiller à la dépuration urinaire. Vous aurez beau chercher à relever les forces du malade. En voulant toujours le guérir de sa faiblesse pour quelques instants, vous l'aurez sûrement laissé mourir d'intoxication. Car le danger est au cœur et surtout au rein chez les vieillards et les artérioscléreux bronchitiques, pneumoniques, emphysémateux, chez ceux qui sont atteints de grippe, cette dernière maladie étant le rendez-vous d'un grand nombre de microbes dont les toxines ne peuvent être éliminées par un filtre rénal plus ou moins imperméable.

Autre exemple :

La mort subite survient parfois au cours d'épanchements pleuraux. On l'a attribuée à l'abondance du liquide surtout à gauche, à la compression du cœur et des vaisseaux, à une thrombose cardio-pulmonaire, à une espèce de torsion des gros troncs artériels qu'on ne comprend guère. Ces explications sont erronées. D'abord, cette terminaison, très rare heureusement, puisque je n'en ai vu que trois cas, a été observée plus souvent dans les épanchements de moyenne intensité et à droite, ce qui réduit presque à néant la plupart des hypothèses édifiées à ce sujet. Dans les trois cas que j'ai observés, j'ai toujours constaté les lésions d'une cardiosclérose plus ou moins avancée, ou d'une coronarite concomitante. Donc, ces pleurétiques meurent par le cœur, et ce qui le prouve encore, c'est que chez les enfants dont la fibre cardiaque est normale et résistante, la mort subite n'arrive jamais au cours d'un épanchement pleural même abondant. Il faut en excepter cependant les cas de cirrhose cardio-tuberculeuse où j'ai observé, il y a quelques années, chez une petite fille de sept ans, la mort subite au cours d'un épanchement pleural droit assez abondant. Mais cet exemple vient à l'appui de mon opinion, puisque la sclérose bacillaire atteignait le foie, le myocarde et même le rein. Ici encore, le danger était au cœur et au rein.

Toutes ces considérations étaient importantes pour faire comprendre la direction des indications thérapeutiques et avant d'arriver au point culminant de ces leçons, au traitement.

### Traitement de la première période.

Le traitement de la présclérose s'adresse : à l'intoxication, à l'imperméabilité renale, à l'hypertension artérielle.

**L'intoxication** est combattue victorieusement par le *régime alimentaire* lacto-végétarien, ou par le régime lacté exclusif pendant dix ou quinze jours, et même pendant des semaines ou des mois, si les accidents dyspnéiques restent accusés.

Dès que les symptômes de cette première période sont bien manifestes, il convient de soumettre pendant de longs mois, même pendant des années, le malade à l'alimentation lacto-végétarienne (un litre à un litre et demi de lait ou laitage par jour, beaucoup de légumes, de fruits, quelques œufs, ni viande, ni poisson). Dans les cas rebelles, il y a lieu de prescrire en plus, un ou deux jours par semaine, le régime lacté exclusif, lequel dispense de tout médicament, diurétique ou autre. Durant cette période, l'iodure est absolument inutile, même nuisible.

Pour combattre l'**imperméabilité rénale** qui existe malgré l'abondance des urines, il faut avoir recours à la *médication diurétique* par l'alimentation lacto-végétarienne ou lactée et par l'emploi d'un seul médicament : la théobromine pure à la dose d'un cachet de 0$^{gr}$,40 à 0$^{gr}$,50 tous les matins, avec un verre d'eau d'Evian-Cachat ou de Vittel (grande source). Si le malade est uricémique, l'acide urique étant un vaso-constricteur, il est indiqué d'associer le quinate de lithine (réducteur de l'acide urique) à la théobromine (médicament éliminateur), à la dose de 0$^{gr}$,25 de chaque dans un cachet, deux à trois fois par jour (1). Il faut se défier, comme je l'ai déjà dit, d'autres associations : de l'agurine soluble par l'adjonction de l'acétate de soude, de la diurétine (salicylate double de soude et de théobromine), cette dernière irritant le rein à la longue par l'élimination du sel salicylé ; de quelques succédanés de la théobromine, comme de la théocine, de la théophylline, de l'acétate de théocine, qui exposent à des accidents toxiques et à des troubles digestifs allant jusqu'aux nausées et vomissements. On cherche toujours une théobromine soluble, et c'est un tort, comme je le prouverai au sujet de la digitaline, qui doit une partie de ses grandes qualités à son insolubilité.

Pour combattre l'**hypertension**, la médication antitoxique et diurétique agit déjà dans ce sens. Mais il y a d'autres moyens adjuvants que je vais rapidement passer en revue.

On a cru autrefois que les *saignées* plus ou moins répétées étaient capables de diminuer la pléthore sanguine, c'est-à dire l'hypertension artérielle. C'est là une erreur et une faute : une erreur, parce que les émissions sanguines n'abaissent la tension que d'une façon temporaire ; une

---

(1) Il résulte de travaux récents, que la lithine n'est pas un dissolvant de l'acide urique. L'acide *thyminique* serait préférable, à la dose de 0$^{gr}$,10 à 0$^{gr}$,20 avec 0$^{gr}$,30 de théobromine par cachet.

faute, parce qu'elles portent atteinte à la nutrition des organes déjà mal irrigués par les vaisseaux.

Le *massage* et la *gymnastique musculaire* consistant en simples mouvements de flexion, d'extension et de circumduction des membres, exercent une action favorable sur la tension artérielle et sur la circulation : en augmentant les combustions respiratoires, comme l'a établi Cl. Bernard ; en dilatant les vaisseaux et en accélérant la circulation périphérique, puisqu'il est démontré par Chauveau et Kauffmann qu'il passe cinq ou neuf fois plus de sang dans un muscle en travail (1) ; en excitant encore l'élasticité des vaisseaux, ce qui économise le travail du cœur. Car, si les vaisseaux sont les auxiliaires du cœur central, les muscles par leurs contractions sont les auxiliaires des vaisseaux. Le massage et la gymnastique sont encore des agents de désintoxication musculaire ; car, un repos de quinze minutes, d'après Zabludowski, après un travail fatigant, réussit à peine à restaurer la force musculaire, tandis qu'un massage méthodique pratiqué à temps égal double la quantité de travail que peut fournir le muscle. Le massage abdominal, d'après les recherches faites il y a quelques années dans mon service par Cautru, peut aussi renforcer l'action des médicaments cardiaques et diurétiques. Ainsi, chez un malade le chiffre des urines reste à 500 grammes malgré la theobromine. On ordonne ce dernier médicament en même temps que le massage abdominal, et après sept jours la diurèse augmente jusqu'à 2500 grammes par jour. C'est là un fait pratique d'une grande importance ; il s'explique par l'action du massage abdominal sur l'hypertension portale, laquelle constitue une sorte de barrage circulatoire entravant l'action médicamenteuse.

(1) A. CHAUVEAU, Le travail musculaire et l'énergie qu'il représente, Paris, 1891.

Quand je parle de gymnastique et de massage, je n'ai pas en vue la fameuse méthode dont on ne parle déjà plus, des *cures de terrain* que je condamne absolument dans les cardiopathies arterielles

Cette méthode, heureusement abandonnee en France, est inapplicable, puisqu'elle prétend favoriser une hypertrophie qui existe déjà ; irrationnelle dans une maladie où la méiopragie des organes commande leur repos ; nuisible, puisqu'elle augmente le travail du cœur déja exagéré ; impossible, puisqu'on ne peut pas plus faire marcher des dyspneiques que des paralytiques ; aveugle, parce qu'elle ne peut produire suivant la lésion, ici une hypertrophie du ventricule gauche, là une hypertrophie compensatrice du ventricule droit ou de l'oreillette gauche ; néfaste dans une maladie à tendance cardiectasique, parce qu'elle promet une hypertrophie et qu'elle nous donne trop fréquemment une dilatation du cœur.

Pour l'*hydrothérapie*, je n'ai qu'un mot à dire en vous rappelant simplement l'excellente pratique de Béni-Barde sur la douche tempérée et essentiellement sédative, donc hypotensive à 33 ou 37°, d'une durée oscillant entre trois, cinq ou huit minutes, selon le degré de résistance ou de tolérance du sujet.

Par un autre procédé, on projette sur tout le corps de l'eau très agréablement chaude, en ayant soin de modérer la force de percussion, surtout sur les régions supérieures du corps, qu'il faut même parfois éviter. Après une ou deux minutes au plus, on abaisse légèrement la température de l'eau par une progression presque insensible ; puis, après deux ou trois secondes, on se hâte de la réchauffer pour retrouver sans secousse la même température choisie au début de l'opération. Ces douches favorisent ainsi la circulation périphérique qu'elles activent, et elles produisent une sédation du système nerveux, comme dans les cas de neurasthénie (1).

Les *bains carbo-gazeux*, qui ordinairement élèvent la tension artérielle, peuvent aussi l'abaisser par un procédé spécial, comme cela se pratique avec succès à Royat, d'après les indications formulées d'abord par Laussedat, ensuite par Mougeot (2). Dans ces conditions, ils peuvent rendre de grands services pour le traitement de la présclérose, alors qu'à Nauheim, en Allemagne, ils ont produit de graves accidents dont je vous ai entretenus (3).

Lorsque l'imperméabilité rénale est accusée avec un état dyspnéique et des symptômes toxiques plus ou moins permanents, les *eaux diurétiques*, comme Évian et Vittel, doivent être utilisées. Sans doute ces eaux, et surtout les premières, sont faiblement minéralisées ; mais, comme on le sait, il ne faut pas considérer ce qu'elles apportent, il faut voir ce qu'elles emportent, et elles sont très efficaces, puisqu'elles favorisent puissamment la diurèse et l'élimination des toxines.

Il y a huit ans, dans un voyage en Scandinavie, ayant eu l'occasion de voir à Copenhague le célèbre et regretté professeur Finsen, alors atteint d'une grave affection du cœur à laquelle il a malheureusement succombé, je lui

(1) *Journal des Praticiens*, 1903 et 1904

(2) Laussedat, L action hypertensive et hypotensive des bains carbo-gazeux suivant leur mode d'emploi [H. Huchard, Rapport sur ce mémoire (*Académie de médecine*, 21 juin 1904)] — Mougeot, Le bain carbo-gazeux. Thèse de Paris, 1906

(3) En Allemagne, on parle des bains de Sarason (?) préparés avec 300 grammes d hyperborate de soude et une petite quantité de borate de manganèse, ce qui fournirait une quantité de 30 à 36 litres d'acide carbonique Les D^rs Franze et Polhmann les ont employés chez deux artérioscléreux et s'en trouverent fort mal (*Berlin klin Wochenschr.*, 20 mai 1907). — On trouvera dans la thèse de mon interne, M. Mougeot (de Royat), en 1906, toutes les indications relatives au bain carbo-gazeux prepare artificiellement

avais indiqué l'action de ses *bains lumineux*, capables de déterminer la dilatation prolongée des vaisseaux cutanés et d'abaisser la tension artérielle chez les hypertendus. Aussi, le travail récent de Jacobœus relatif à l'action des rayons lumineux ultra-violets sur la peau et à ses applications pour le traitement de l'angine de poitrine n'a pas passé inaperçu pour moi. J'ai ordonné ces bains lumineux à plusieurs hypertendus de la première période de l'artériosclérose, et j'en ai obtenu des résultats très encourageants (1).

L'application de l'*électricité* au traitement des maladies du cœur n'est pas une chose nouvelle. Dans leur ancien Traité, Legros et Onimus en faisaient déjà mention. En 1895, Dignat proposait les bains statiques pour élever la tension artérielle. Mais, dans ces dernières années, on a fait grand bruit des courants de haute fréquence, au sujet desquels les avis sont très partagés (2). En France, la plupart des électrothérapeutes (Delherm et Laquerrière, Foveau de Courmelles, Larat, Vigouroux, A. Weil), pensant que « science sans conscience n'est que ruine de l'âme », comme disait Rabelais, affirment que les résultats annoncés ont été singulièrement exagérés et que « l'abaissement durable de la pression par la répétition des séances a semblé nettement moins constant et surtout beaucoup moins accentué que certains auteurs l'ont proclamé ». En Allemagne, tous ces succès sont niés par Cohn en 1900, par Bœdecker et Fromm en 1904, ce qui est une autre exagération ; car il est certain que ces courants ont une action réelle et favorable sur la circulation capillaire et sur la ventilation pulmonaire, sur l'augmentation de la rapidité des échanges, sur l'élimination plus complète des toxines

_____

(1) Jacobœus, *Ugeskrift for Læger*, mars 1907.

(2) On a été jusqu'à contester, en torturant les textes, la priorité de la découverte de ces courants à d'Arsonval et à l'attribuer à un auteur américain. Je crois que c'est à la fois une erreur et une injustice

et même sur l'abaissement temporaire de la tension artérielle. Deux exagérations en sens contraire ont donc été commises au sujet des courants de haute fréquence, et il faut se garder de s'en rendre coupable, même lorsqu'il s'agit de combattre des erreurs trop intéressées. Aussi, pour mettre d'accord ces opinions dissidentes, je n'ai qu'à reproduire ce que je disais au sujet du traitement de la présclérose, le 15 janvier 1907, à l'Académie de médecine.

« On guérit un trouble fonctionnel, comme l'hypertension artérielle, dont le caractère prémonitoire de l'artério-sclérose a été démontré ; mais on ne guérit point par un seul agent thérapeutique l'artériosclérose confirmée avec tous ses symptômes si multiples, avec ses manifestations renales et cardiaques, avec ses troubles dyspnéiques si accusés, avec ses accidents toxiques et ses complications angineuses ; on ne guérit pas les cicatrices d'une blessure à l'aide des agents physiques et médicamenteux dont j'ai donné l'énumération, du massage, des nitrites, des bains carbo-gazeux, de l'électricité et des iodures dont l'influence curative a été singulièrement exagérée. Tous ces moyens ont leur utilité, surtout au début de la période présclereuse de la maladie et même encore au cours de la sclérose confirmée ; mais ils sont insuffisants parce qu'ils ne s'adressent qu'à un seul symptôme, à l'hypertension artérielle, et parce qu'ils laissent celle-ci tomber d'une façon seulement temporaire, si on n'a pas soin de les unir toujours au régime alimentaire lacto-vegétarien et hypochloruré, soutenu par la médication rénale et diurétique, soutenu encore à la période avancée de la maladie par la dose d'entretien cardio-tonique de la digitaline cristallisée (un dixième, un quinzième et même un vingtième de milligramme par jour, pendant des semaines et même des mois, avec interruption mensuelle de huit à dix jours). Contre la présclérose et l'artériosclérose, il n'y a pas un médicament, mais toute une médication ; et un seul remède, quelque puissance qu'on lui suppose, ne peut à la fois abaisser la tension artérielle, combattre les accidents toxiques qui se reproduisent à chaque ingestion alimentaire, vaincre l'imperméabilité rénale, ni plus tard faire rétrocéder et disparaître des lésions étendues à tout l'organisme. »

Voilà ce que je disais et ce que je répète encore aujourd'hui avec une certaine confusion. Car on ne peut être que confus d'avoir à discuter, à combattre de telles théories, de semblables affirmations, d'autant plus que la mesure de la tension artérielle avec de grossiers appareils est chose délicate, qu'elle expose très souvent à l'erreur, si on ne la rapproche pas de la constatation d'autres signes ; qu'il serait nécessaire tout au moins, comme les recherches de mon interne Amblard dans mon service l'ont démontré, d'étudier scientifiquement les trois tensions : maxima, moyenne et artério-capillaire. Cela est si vrai que j'ai vu plus de vingt fois venir chez moi des malades que l'on regardait comme hypertendus avec le chiffre de 24, alors que je trouvais 14. On conçoit alors qu'il soit possible de croire à l'abaissement de la tension artérielle de 10° et vous voyez combien il est important de faire rentrer la question dans la voie scientifique. Elle y gagnera en sincérité et en valeur.

En résumé, je dis, avec Albert Weil et Mougeot, que les douches hypotensives, les bains hydro-électriques, les bains lumineux, les bains carbo-cazeux, le massage abdominal et musculaire produisent des effets plus constants que l'auto-conduction. Mais, encore une fois, tous ces moyens, même en supposant qu'ils puissent ramener la tension artérielle au niveau normal, sont insuffisants, parce que supprimer un symptôme, ce n'est pas guérir une maladie. Elever la pression sanguine presque toujours amoindrie chez les phtisiques, ou guérir une hémoptysie, ce n'est pas guérir la phtisie. Supprimer l'hypertension pendant quelques instants, quelques jours, ou même plusieurs mois, ce n'est pas supprimer la cause ni la maladie, à plus forte raison.

J'ai beaucoup insisté sur l'emploi des agents physiques, de l'hygiène et du régime alimentaire, parce qu'ils sont les trois agents les plus importants dans le traitement de la présclérose. On peut certes, à cette période, avoir recours aux *médicaments vaso-dilatateurs* et *hypotenseurs* (nitrite de soude, nitro-glycérine ou trinitrine, tétranitrate d'érythrol, préparations de gui ou de *gossypium herbaceum* que j'expérimente en ce moment, iodure d'amyle et nitrite d'amyle en inhalations), surtout à la trinitrine à la dose de II à III gouttes de la solution au centieme, trois ou quatre fois par jour, par exemple. Mais, ces medicaments sont mieux indiques pour la seconde période, et d'autre part je répète que, pour la phase préscléreuse, les préparations iodurées dont on abuse sont absolument inutiles (1). Donc, vous le voyez, pour combattre la présclérose, la médication est simple avec la trinitrine, mais surtout avec une hygiène et une alimentation très sévères, aidées de l'emploi d'agents physiques et mécaniques.

### Traitement de la deuxième période.

Dans cette période, *cardio-artérielle*, caractérisée par les lésions manifestes des vaisseaux et du cœur, les symptômes toxiques sont beaucoup plus accusés, la dyspnée toxi-alimentaire plus intense, avec ou sans insomnie d'origine dyspnéique ; on constate presque toujours de la tachycardie et souvent un bruit de galop qui disparaît ordinairement dans la forme arythmique ; il y a tendance à la dilatation du cœur, à la production d'œdèmes viscéraux ou périphériques.

(1) En Allemagne, pour montrer les abus de l'iodure, on a coutume de dire *Wenn weist man nicht wo, wie, warum, gibt man Iodkalium* « Quand on ne sait pas ou, comment, pourquoi, on donne de l'iodure »

Donc, à cette phase, combattre encore l'hypertension artérielle dans sa cause par la prescription du *régime alimentaire* lacto-végétarien et hypochloruré, ou même du régime lacté exclusif; la combattre toujours dans ses effets par la médication vaso-dilatatrice et hypotensive; réduire au minimum l'introduction des toxines alimentaires dans l'organisme; favoriser de bonne heure et toujours leur élimination par le traitement rénal et diuretique; enfin soutenir le cœur central dans sa lutte incessante contre les obstacles périphériques : tel est le problème toujours complexe à résoudre.

La *trinitrine* (en solution alcoolique au centième, ou en comprimés correspondant à II ou III gouttes) est prescrite aux doses de II à III gouttes répétées trois à six fois par jour; le *tétranitrol* (par abréviation de tétranitrate d'érythrol), absolument insoluble, sous forme de comprimés de 1, 2, 5 ou 10 milligrammes deux ou trois fois par jour, en diminuant la dose, comme pour la trinitrine et le nitrite de soude, dès l'apparition de la céphalalgie frontale et pulsatile devenue intolérable; le *nitrite de soude*, très soluble, à 0ᵍʳ,10 ou 0ᵍʳ,30 par jour. Voici plusieurs formules :

Eau distillee   .              ..        ..        .   300 grammes
Solution alcoolique de trinitrine au centieme      LX gouttes.

Trois a six cuillerees a soupe ou à dessert, ou même a café, suivant la susceptibilité individuelle

Eau bouillie...                          10 grammes
Solution de trinitrine       ... .       XL gouttes

Pour injections sous-cutanées (non douloureuses), quand on a besoin d obtenir une action plus rapide  Injecter la moitie ou la totalite de la seringue de Pravaz

Nitrite de soude .            .          1 gramme.
Sirop simple           .                 100 grammes

Une cuilleree a cafe = 5 centigrammes de nitrite. Deux a trois cuillerées a cafe par jour.

Nitrite de soude ...            .     .     1 gramme
Eau distillee .       .      .              10 grammes.

X gouttes = 5 centigrammes de nitrite. X gouttes, trois a six fois par jour.

HUCHARD — Maladies du cœur.                        9

Voici comment on doit procéder :

Pendant vingt jours par mois, je donne la *trinitrine* ou le *tétranitrol*, dont l'action hypotensive est plus prolongée, ou le *nitrite de soude*, aux doses que je viens d'indiquer. Puis, pendant dix autres jours, trois fois par jour, au repas, une pilule kératinisée d'*iodure de potassium* ou de *sodium*, à 0$^{gr}$,10 ou 0$^{gr}$,20. Enfin, tous les matins, un cachet de théobromine à 0$^{gr}$,50 avec un verre d'eau d'Évian ou de Vittel. Mais je ne saurais trop répéter que ces médicaments divers doivent être de temps en temps suspendus et qu'ils n'auraient en tout cas aucune action sérieuse si on ne prescrivait en même temps le régime alimentaire, qui reste toujours la base du traitement. Ils doivent être suspendus quand, à cette période, apparaissent déjà les symptômes de defaillance du cœur avec léger œdème prétibial et diminution de la diurèse. Alors, il est indiqué d'avoir recours à la *digitaline* cristallisée de Nativelle à dose très faible, que l'on peut continuer tous les mois pendant dix à vingt jours de suite : III gouttes par jour de la solution au millième pendant vingt jours, ou un granule d'un dixième et même d'un quinzième de milligramme pendant dix ou vingt jours.

Je ne parle pas de certains comprimés antiscléreux qui font fureur dans certains pays etrangers, ni du fameux sérum de Trunecek qui, à l'exemple de l'electricite, a soulevé un enthousiasme extraordinaire (1). J'ai contribué à le modérer en demontrant qu'il ne servait absolument à rien contre l'hypertension artérielle et le developpement de l'artériosclérose.

(1) Composition de ce « sérum inorganique »

| | |
|---|---|
| Sulfate de soude | 6$^{gr}$,44 |
| Chlorure de sodium | 4$^{gr}$,92 |
| Phosphate de soude | 0$^{gr}$,15 |
| Carbonate de soude | 0$^{gr}$,24 |
| Sulfate de potasse | 0$^{gr}$,40 |
| Eau distillée | q s. p 100 gr |

Il s'agit là d'une bouillabaisse thérapeutique destinée
simplement à frapper l'imagination et à rendre service,
non au malade, mais au médecin, quand il désire faire des
injections hypodermiques.

### Traitement de la troisième période.

A cette phase, *mitro-artérielle*, caractérisée par la dilatation des cavités cardiaques et souvent des orifices, par
l'abaissement de la tension artérielle, par la tendance aux
œdèmes, aux hydropisies et aux congestions viscerales,
c'est-à-dire par la mitralisation de la maladie, on observe
un mélange de symptômes toxiques et hyposystoliques ou
même asystoliques avec dyspnée intense et constante, diminution souvent considerable des urines avec des quantités
d'albumine beaucoup plus accentuées que dans les deux
premières périodes.

C'est alors surtout que des complications redoutables
peuvent éclater, quoiqu'on puisse également les observer à
la seconde phase : œdème aigu du poumon contre lequel
une large saignée produit souvent de vraies résurrections,
infarctus pulmonaires par cardiectasie, avec crachats hémo-
ptoïques, d'un pronostic si grave et contre lesquels nous
sommes souvent désarmés après la prescription de doses
repétées de digitale ; épanchement pleural à droite souvent
abondant et latent, dont je vous ai déjà parlé, et pour lequel
une intervention hâtive est nécessaire ; accidents réellement
urémiques contre lesquels la médication habituelle doit être
dirigée. Pour vous orienter dans ce dédale d'accidents
divers, je vous renvoie à mon Traité des maladies du cœur,
qui vous les fera mieux connaître.

La médication de cette période comprend : le régime
lacté exclusif, l'emploi de la théobromine, l'administration
de la digitaline.

*a.* Sans doute, lorsque vous avez soumis les malades au *régime lacto-végétarien* et surtout au *régime lacté exclusif* pendant la plus grande partie de la seconde période de la maladie, ils finissent par se révolter, par affirmer que ce régime les affaiblit... Répondez, en leur faisant comprendre qu'on ne meurt pas d'affaiblissement, mais qu'on meurt d'empoisonnement, que, d'autre part, il faut se soumettre ou se démettre, l'histoire apprenant qu'on se soumet toujours (1). Du reste, comme le dit Bardet, il ne faut pas confondre *désir* et *besoin*, deux impressions fort différentes. Car le désir de manger est trop souvent supérieur aux besoins réels de l'organisme. « Le gros mangeur se sentira débilité quand on le mettra au régime physiologique, parce que l'aliment, comme tout toxique (alcool, morphine, etc.), lui est devenu nécessaire par accoutumance. Mais exigez le maintien du régime, et vous constaterez qu'au bout d'une quinzaine cet homme a repris le même aspect, la même énergie. » Je vais même plus loin et soutiens que cet aspect et cette énergie seront très favorablement modifiés. A la teinte terreuse de la face, celle des intoxiqués, succèdent promptement une coloration rosée des téguments et une force musculaire souvent plus grande.

Malheureusement, certains malades ont un dégoût insurmontable pour le lait, qui peut même déterminer des accidents plus ou moins sérieux d'intolérance gastrique ou intestinale, et le régime alimentaire simplement déchloruré ne peut pas remplacer toujours le régime lacté.

J'ai insisté sur l'*intolérance gastrique* et les moyens de

(1) Il est toujours bon de mettre un peu de bonne humeur dans la sévérité des traitements Aux malades récalcitrants, soumis au régime lacté exclusif et à la théobromine, je dis souvent  « Ne vous plaignez pas, avec la théobromine vous avez la nourriture des Dieux, et je vous mets dans la voie lactée. » Cela vaut mieux que de froncer toujours le sourcil, de dire gravement et trop sévèrement, comme autrefois Chrestien et Pecholier de Montpellier  « Le lait ou la mort ! »

la combattre dans mes divers ouvrages, et je n'y reviens ici que d'une façon sommaire.

Le lait doit être pris chaud ou froid, sucré ou non, additionné ou non d'un peu de thé, de cacao, de café, surtout de mofeol, de teinture d'anis, d'eau de fleurs d'oranger, de vanille, d'eau de laurier-cerise, d'eau de Seltz (1). Il faut commencer par en prescrire au début 2 litres à 2 litres et demi, avec addition de 60 à 80 grammes de sucre par litre, ce qui réalise une valeur nutritive de 1000 calories pour 1 litre, d'après Maurel ; puis 3 litres à 3 litres et demi pour préparer l'accoutumance ; avoir bien soin de soumettre le malade à un certain repos et de lui faire prendre ce lait toutes les heures ou deux heures par faibles quantités à la fois (200 grammes), par petites gorgées en dix ou quinze minutes et non en une fois, ce qui pourrait déterminer la formation dans l'estomac d'un gros caillot de caséine absolument rebelle à l'action des ferments digestifs ; prescrire le lait, même par deux cuillerées à soupe toutes les cinq minutes chez les hyperchlorhydriques dont l'estomac très irritable, en état d'hypersthénie, comme dit A. Robin, est incapable de supporter de grandes quantités d'aliments à la fois, surtout en raison de la tendance à la contracture du pylore et même de tout l'organe ; ou encore le lait stérilisé à 40° additionné de 60 à 70 grammes de sucre par litre ; prendre des soins continuels d'antisepsie buccale en se gargarisant après chaque tasse de lait avec de l'eau de Vichy additionnée d'alcoolat de menthe ou de cochléaria, de teinture de benjoin, ou encore avec une solution alcaline quelconque comme avec le borate de soude.

Contre l'intolerance gastrique (langue saburrale, flatulences, ballonnement du ventre, haleine fétide, gêne épigastrique et troubles cardiaques consécutifs), il faut

_______

(1) Le *mofeol* n'est autre chose qu'une préparation caféiforme n'ayant aucun des inconvénients du café.

commencer par prescrire le lait écrémé, et, si celui-ci n'est pas encore bien supporté, on le coupera au tiers ou au quart d'une infusion aromatique chaude, d'une à deux cuillerées d'eau de,chaux ou d'une eau minérale alcaline.

Pour vaincre l'obstacle qui s'oppose à l'alimentation lactée, il faut agir dès le début de la façon suivante : Prescrire un purgatif énergique, et le lendemain, pendant une journée, soumettre le malade à la diète hydrique absolue avec l'eau stérilisée en aussi grande abondance que possible, sans adjonction de sucre ou d'infusions végétales fermentescibles, de bouillon de bœuf, de veau ou de poulet (Surmont). Après quarante-huit heures de ce régime, la langue devient normale, l'haleine moins forte, et on peut donner le lait écrémé en y ajoutant d'abord un quart d'eau alcaline.

Chez les hyperchlorhydriques ou dyspeptiques hypersthéniques qui supportent mal le lait, Bardet a judicieusement insisté sur les prescriptions suivantes, dont j'ai éprouvé les bons effets chez beaucoup de sujets : S'abstenir de l'emploi des alcaloides, même à petites doses, en raison de l'état d'insuffisance hépatique ; du bicarbonate de soude en nature, parce qu'il provoque souvent une forte hypersécrétion chez certains de ces malades, et lui préférer une eau alcaline ordinaire comme Vichy, ou plutôt encore l'usage du carbonate de chaux à la dose de 2 à 3 grammes, une ou deux heures après la prise du lait ou même immédiatement après, en ayant soin de ne pas délayer l'alcalin dans l'eau, capable elle-même d'exciter la production exagérée du suc gastrique au même titre que les autres aliments (1). Dans les cas d'hypersthésie gastrique très accusée, faire usage de cachets contenant de très faibles quantités de calmants (magnésie hydratée, craie préparée, de chaque 15 grammes ; poudre d'opium et de racine de

____

(1) Fremont, Action de quelques substances sur la sécrétion gastrique (*Soc de therap*, 18 mars 1901)

belladone, de chaque 50 centigrammes pour cent cachets (1).

Enfin, pour vaincre encore l'intolérance, il faut commencer au debut pendant dix ou quinze jours, par la dose minima de lait (2 litres avec 100 grammes de sucre) nécessaire pour alimenter un homme de taille et de poids moyens. Les doses supérieures à 4 litres de lait sont ordinairement excessives, elles fournissent trop d'albumine et surmènent les fonctions hépatiques déjà amoindries par la maladie.

Telles sont les règles importantes qui doivent présider à la prescription du lait, et je suis tenté de croire, avec mon savant ami Albert Robin, qu'il n'y a pas de sujets tolérants pour le lait, mais seulement des médecins capables ou incapables de l'administrer

*L'intolérance intestinale* se traduit par une diarrhée répétée et abondante suivant presque immédiatement l'ingestion lactée. Il en résulte un état réel de grand affaiblissement et un amaigrissement rapide, puisque le malade ne se nourrit pas. On y remédie en faisant usage du lait stérilise et en ordonnant, trois à six fois par jour, des cachets de sous-nitrate de bismuth ($0^{gr},60$) pour $0^{gr},25$ de poudre de cachou, 1 à 2 centigrammes de poudre d'opium brut. Mais c'est alors qu'il faut prescrire, concurremment avec le lait ordinaire, le kephir n° 2, qui combat la diarrhée et l'affaiblissement des malades en raison de l'alcool qu'il contient. Car le kephir est du lait de vache ayant subi une fermentation par l'action combinée d'une levure et d'un microbe. Sous leur influence, la lactose produit de l'acide lactique, de l'acide carbonique et de l'alcool. La caséine précipitée subit un commencement de digestion qui se

_________

(1) On peut encore faire préparer des comprimés de $0^{gr},25$ de craie préparée, melangée a autant de sucre et légèrement aromatisée, en croquer de temps en temps six a huit, représentant ainsi de $1^{gr},5$ a 2 grammes d'alcalin (Baudet)

transforme en propeptone et même en peptone (Surmont).

Chez d'autres malades, le régime lacté exclusif, laissant dans l'intestin des résidus insuffisants, détermine une constipation opiniâtre qu'il faut combattre par des lavements froids ou huileux, par une ou deux cuillerées de magnésie.

Enfin quelques malades présentent une intolérance insurmontable pour le lait de vache, et on est alors obligé de lui substituer le lait d'ânesse et le régime képhirique.

*b.* La *théobromine* doit être longtemps et même toujours continuée, à des doses variant de un à quatre cachets par jour, à 50 centigrammes par cachet (1).

*c.* A cette période, lorsque les symptômes hyposystoliques ou asystoliques font leur apparition, il faut prescrire la *digitaline cristallisée* à dose antiasystolique, c'est-à-dire à forte dose (XL à L gouttes de la solution au millième en deux fois pendant un seul jour, ou X gouttes par jour pendant quatre à cinq jours)

### *Traitement de la quatrième période.*

Voici une quatrième période (*cardiectasique*) que je n'ai pas encore décrite à part et qui cependant a une grande

---

(1) Parmi les préparations diurétiques que j'emploie encore concurremment avec la théobromine, dont elles sont loin d'égaler l'action, je dois citer la *teinture d'Apocynum cannabinum* (à la dose de XX à LX gouttes par jour), qu'en Amérique on emploie souvent en lui attribuant une puissance diurétique telle qu'on l'appelle le « trocart végétal » Il y a là certainement une exagération. — Je prescris encore la teinture ou l'extrait fluide de *Chimaphylla umbellata* (même dose), de la famille des éricacées, et que l'on trouve en Suisse, en Sibérie, dans l'Amérique du Nord J'en avais déjà parlé en 1897 dans mon étude sur les médicaments cardiaques (*Thérapeutique appliquee*, 1897). — Je répète qu'il faut toujours prescrire la théobromine pure Sous le nom de *diurétose* (ne pas confondre avec la diurétine), je prescris souvent avec succès des cachets renfermant 0$^{gr}$,50 (ou 0$^{gr}$,25) de théobromine pure avec 0$^{gr}$,10 de benzoate de soude, 0$^{gr}$,02 à 0$^{gr}$,05 de sulfate de spartéine

importance au double point de vue clinique et thérapeutique.

A un moment donné, le cœur est considérablement dilaté d'une façon presque irréductible ; les œdèmes augmentent même avec le lait et les liquides ingurgités par le malade, ils deviennent très durs, ne laissant plus l'impression du doigt, ils envahissent rapidement les bourses, l'abdomen et toute la région dorso-lombaire ; la digitale n'agit plus, la théobromine reste inerte, les diurétiques divers absolument impuissants, l'induration œdémateuse des membres inférieurs augmente, et ceux-ci ont l'apparence de l'éléphantiasis ; il y a de l'hydrothorax à droite, de la congestion œdémateuse des poumons, surtout à gauche ; le foie est congestionné et douloureux à la pression, surtout au niveau du lobe gauche avec plus ou moins d'ascite... Le malade est dans une situation très périlleuse, il semble que la médication qui lui a reussi jusqu'alors lui soit devenue contraire, et elle l'est devenue en réalité ; le dénouement fatal peut arriver d'un moment à l'autre, le temps presse, il n'y a pas un instant à perdre. Que faire ?

Tout d'abord, dites-vous bien qu'il s'agit ici d'une médication d'urgence. Il ne faut pas craindre de pratiquer une large *saignée*, ou de faire des *émissions sanguines locales* sur les regions du foie et des reins.

Puis rapidement il faut cesser l'administration des grandes quantités de lait qui contribuaient à augmenter une sorte de plethore sanguine avec dilatation du cœur, et ordonner la *réduction des liquides*. Il ne faut plus prescrire que 1.000 à 1.200 grammes de lait, ou même 600 grammes d'eau et 600 grammes de lait pendant plusieurs jours, la diminution de l'apport liquide devenant un diuretique puissant, tandis que l'augmentation des boissons peut provoquer, dans certaines circonstances, une diminution de la sécrétion urinaire. Et alors, voici la formule du traitement, telle que vous la verrez décrite par Fiessinger et moi dans notre volume : Clinique thérapeutique du praticien.

Le premier jour, un litre d'eau et un demi-litre de lait avec une injection de 20 à 25 centigrammes de caféine pour tonifier le malade et le cœur.

Pendant trois jours, même traitement. Après ces trois jours, régime déchloruré lacto-végétarien, et vous constatez ce résultat singulier, en apparence : si vous prescrivez 1 200 à 1 500 grammes de liquide par jour, la diurèse pourra augmenter jusqu'à 2 000, 2 500 et même 3 000 grammes. En un mot, le malade pourra éliminer 1 litre à 1 litre et demi de plus que le chiffre des boissons ingérées. La maladie subira un temps d'arrêt, les œdèmes et les hydropisies diminueront, avec l'augmentation de la diurèse et la diminution de volume du cœur.

Le danger qui menaçait le malade sera pour quelque temps écarté, et, quand vous pourrez lui prescrire de nouveau son régime alimentaire, il faudra faire suivre la réduction des liquides de la *réduction des aliments*. Car, si l'homme sain boit et mange trop, comme je le dis avec Fiessinger, si par la suralimentation carnée il s'expose aux dangers d'une véritable intoxication judicieusement designée par Bardet sous le nom d'*albuminisme*, ces excès sont plus dangereux encore pour le cardiaque et surtout pour le cardio-artériel en imminence de cardiectasie Il suffit d'une quantité de 3 000 à 3 500 calories pour alimenter un homme bien portant, et, comme l'a dit Bardet, pour un homme sédentaire de 60 kilogrammes avec 1$^m$,70 de taille, 1 800 à 2 000 calories suffisent (1).

(1) BARDET, Importance de la notion de quantité dans le régime des dyspeptiques par excitation ou hypersthéniques (*Societe de therapeutique*, 1903) — Voir encore le travail suivant de PLATEAU Notes sur la ration alimentaire dite d'entretien au point de vue de la goutte et de l obésité (*Bulletin de therapeutique*, 1899)

Il l'a prouvé sur lui-même, puisqu'il maigrissait tant qu'il persistait à maintenir son régime autour de 3 000 calories, sous prétexte de réparation ; tandis qu'en le réduisant à 2 200 calories par jour, il gagnait progressivement beaucoup de poids.

Voici la prescription d'un régime que l'on peut appeler physiologique, calculé à raison de 33 calories par kilogramme et 1 gramme au plus d'albumine :

| | |
|---|---|
| 1 250 gr  de lait en cinq repas et 250 gr  d'eau    . | 844 calories |
| 10 gr  de gruau d avoine soumis a l'ébullition pour potage leger a chaque prise de lait, c'est-a-dire 5 fois par jour  .                      . | 200     — |
| 50 grammes de sucre pour les 5 potages .         . | 200     — |
| 4 œufs | 300     — |
| 100 grammes de pain | 400     — |
| | 1 944 calories. |

C'est ainsi que vous répondez aux trois indications de cette période si dangereuse : augmentation de la force contractile du cœur, diminution des résistances périphériques, réduction de la masse sanguine. Et vous ne faites pas autre chose que pour un attelage où l'on ne se contente pas de fouetter un cheval, mais où l'on songe à alléger la charrette pour marcher plus vite et mieux. De même, il ne suffit pas de fouetter le cœur et de l'exciter, il faut aussi diminuer la charge des résistances périphériques pour lui permettre de mieux se mouvoir.

Tels sont, d'une façon générale, les principes du traitement de ces cardiopathies artérielles si complètement ignorées autrefois Certes, il y a encore à ce sujet, comme pour tant d'autres, des parties toujours inexplorées, et ce que l'on sait souffre de ce que l'on ne sait pas, mais, comme le dit Cl. Bernard, « celui qui ne connaît pas les tourments de l'inconnu doit ignorer les joies de la découverte ».

## *Traitement de l'artériosclérose avec diabète et adipose*.

Les artérioscléreux, les cardio-artériels peuvent être en
même temps adipeux ou diabétiques, et il est utile d'envisa-
ger ces deux éventualités parce qu'elles offrent des difficul-
tés ; car le régime alimentaire du diabète et de l'adipose est
absolument antagoniste à celui de l'artériosclérose.

*a.* Au sujet du *diabète*, j'ai déjà étudié cette question,
et je crois l'avoir résolue. D'abord, aucune difficulté, lorsque
le régime lacté tend chez quelques sujets, comme l'a remarqué Donkin, à diminuer le chiffre du sucre. Mais que faire
lorsqu'il l'augmente ? Il suffit simplement de prescrire du lait
à la dose de 1 litre à 1 litre et demi et d'instituer le régime
des pommes de terre à haute dose, lequel agit très favorablement à titre de médication alcaline, comme Coignard,
dès 1876 (1), l'a demontré le premier, et comme Mossé (de
Toulouse) l'a rappelé, il y a quelques années. Les pommes
de terre, comme les œufs, le beurre frais et le riz ont une
faible chloruration, ce qui les indique dans le régime de
l'artériosclerose avec hypertension artérielle. En tout cas,
lorsque nous sommes en présence d'une cardiosclérose
compliquee de diabète, il faut toujours se rappeler que l'antagonisme thérapeutique entre ces deux maladies n'est pas
absolu et qu'il faut tout d'abord traiter la maladie la plus
grave, c'est-à-dire la première, sans souci des quelques
inconvénients qui peuvent en résulter pour la seconde.

*b. L'adipose cardiaque* chez les arteriosclereux ajoute
encore aux entraves circulatoires, et il importe au plus tôt
de prescrire la cure d'amaigrissement. Elle est utile bien
souvent, trop souvent même, parce que l'homme n'est pas

(1) *Union médicale*, 1876.

suffissamment convaincu que l'etat de santé résulte de l'equilibre parfait du budget des recettes et des dépenses de l'organisme, ce que l'on ne peut obtenir que par une alimentation physiologique. Or il s'agit de savoir quand commence l'obésité. Elle a été calculée d'après la taille du sujet, le poids en kilogrammes étant représente par le nombre de centimètres dépassant le mètre de la taille (70 kilogrammes pour $1^m,70$ de taille par exemple), ce qui est un procédé grossier, puisque, chez les enfants de 1 mètre, le poids pourrait équivaloir à 0, ou chez une petite femme de $1^m,30$, à 30 kilogrammes. D'après les médecins militaires, un homme jeune de vingt-cinq ans environ pèse normalement l'excès de la taille sur le mètre compté en centimètres, diminué de 10 p 100. Ainsi un homme de $1^m,70$ devrait peser normalement $70 - 7 = 63$ kilogrammes. Pour Robin, l'obésité commencerait lorsque le poids dépasse cette même mesure augmentée cette fois de 10 p. 100, soit pour le même sujet : $70 + 7 = 77$ kilogrammes. Ce serait donc, comme le dit Bardet, entre ces deux limites que l'on devrait placer le poids normal fort ou faible d'un individu.

J'écrivais, il y a quelques années, que le traitement de l'adipose cardiaque s'inspire de l'étiologie et doit s'appuyer sur le traitement de la polysarcie en général. L'anatomie pathologique me donne absolument raison et nous indique même la marche à suivre, comme vous allez voir.

Si vous ouvrez vos livres classiques, vous verrez qu'on y parle avec Peter de « myocardite graisseuse », ou encore, avec la plupart des auteurs, « d'infiltration graisseuse du myocarde », que l'on oppose avec raison à la simple surcharge graisseuse du pericarde et du cœur. Il est de toute évidence que le terme de myocardite graisseuse constitue une erreur ; car, si la sclérose des vaisseaux cardiaques peut produire secondairement la formation de tissu graisseux à

la superficie de l'organe, comme mon interne le D<sup>r</sup> Weber
l'a démontré en 1888 dans sa thèse inaugurale, il est bien
certain que l'adipose n'est pas d'origine directement inflammatoire. Mais il est démontré, d'autre part, comme l'a dit
Letulle, que « la degénérescence graisseuse des cellules
musculaires du cœur constitue une rareté exceptionnelle ».
Renaut (de Lyon) partage la même opinion qu'il exprime
dans des termes presque identiques : « La dégénérescence
graisseuse vraie des fibres musculaires cardiaques est une
exception. » Cependant, dans sa thèse de 1900, Louis Gallavardin affirme et démontre que, dans tous ces cas, il s'agit
d'une véritable surcharge graisseuse des fibres cardiaques
jusqu'ici sans importance symptomatique (1).

La thérapeutique doit s'emparer des notions anatomo-
pathologiques dont l'importance ne vous échappe pas. Car,
si les fibres musculaires du cœur sont presque indemnes et
rarement envahies par la dégénérescence graisseuse, si elles
sont seulement surchargées de graisse à leur périphérie,
comme l'est le cœur tout entier, il est évident que la guérison
de l'adipose générale sera suivie de celle du cœur. C'est ce
qui arrive le plus souvent au moyen d'un régime alimentaire
en grande partie inspiré par Robin, avec quelques modifications ou additions (2).

Le matin, vers 7 heures et demie, premier repas avec :
viandes froides à volonté, une tasse d'infusion chaude sans
sucre, 10 grammes de pain (ou une biscotte de pain essentiel
de Heudebert pesant exactement 10 grammes). — Vers
10 heures, deuxième repas (et l'on peut réunir ensemble

(1) Letulle, Anatomie pathologique , cœur, vaisseaux, poumons,
Paris, 1897 — J Renaut (de Lyon), Rapport sur les myocardites aigues —
(Congres de medecine interne de Lille), 1899 — Louis Gallavardin, Là
degenerescence graisseuse du myocarde considérée comme surcharge
graisseuse de la fibre cardiaque These inaug de Lyon, 1900
(2) Le traitement de l adipose du cœur est également exposé dans
notre livre en collaboration avec Ch Fiessinger Clinique therapeutique
du praticien, Paris, 1906

ces deux repas) : deux œufs, une biscotte, une tasse d'infusion de thé et un cachet de $0^{gr},50$ de théobromine. — Midi :
viandes rôties, grillées ou bouillies sans sauce ; legumes verts
cuits à l'eau ; 3 biscottes, une infusion chaude ou un verre
d'eau rougie. — 4 heures : une tasse de thé, un cachet de théobromine, une biscotte. — 7 heures et demie du soir: comme
à midi. — Promenade de vingt à trente minutes après les
repas, une ou deux pilules laxatives contre la constipation,
salade permise sans huile ou avec quelques gouttes

Chose qui peut paraître extraordinaire au premier abord :
ce régime, en l'absence d'iodothyrine ou de tout autre
médicament, réussit infailliblement à obtenir un amaigrissement régulier de 3 à 4 kilos par mois, à ce point
que j'ai vu des obèses diminuer ainsi de plus de 30 kilos
en l'espace de moins de dix mois. La theobromine que je
prescris est simplement destinée à favoriser un peu la
diurèse nécessairement amoindrie par la faible quantité
de liquides ingerés. Les malades s'habituent facilement
à ce regime, et comme j'ai observé chez les grands obèses
des accidents angineux auxquels ils finissent parfois par
succomber subitement, ils en sont toujours delivrés par
ce traitement.

Celui-ci a un inconvénient chez les artérioscléreux par
suite de la prédominance du régime carné : il augmente les
accidents toxiques et avec eux la dyspnée. On y peut obvier
en prescrivant un jour par semaine le régime lacté exclusif,
ou même en le maintenant pendant une semaine sur quatre.
Dans ces conditions, l'amaigrissement est moins accuse,
moins régulièrement progressif, un peu plus long à obtenir.
Il faut encore avoir soin de faire plusieurs fois par jour le
massage des muscles de la face pour eviter les rides qui
suivent d'ordinaire un amaigrissement rapide. Enfin, sous
la même influence, on observe encore quelques troubles
cardiaques sans importance dus à un état de véritable

*cardioptose*, que l'on prévient par un bandage circulaire autour de la poitrine dans le but de maintenir le cœur, et encore par le massage des parois thoraciques et précordiales.

### Artériosclérose avec hypertension portale.

Une mention spéciale doit être accordée à ce que j'ai étudié sous le nom d'hypertension portale (1).

Comme je le disais alors, il y a dans la cavité abdominale une circulation veineuse abondante, sur laquelle il faut parfois agir de bonne heure, parce que là, dans ce système veineux qui est le grand égout collecteur de l'organisme, une stase sanguine, favorisée d'ailleurs par des conditions anatomiques et physiologiques défavorables, peut avoir pour l'intoxication des conséquences d'autant plus graves qu'elle reste longtemps latente et méconnue. La stase énorme et permanente dans les veines mésaraïques et la veine porte n'est autre que la pléthore abdominale des auteurs anciens, laquelle doit être réhabilitée (*vena porta*, *porta malorum*). Car, ces vaisseaux charriant lentement les toxines dont ils sont encombrés, il en résulte que le foie, insuffisant à la tâche, se congestionne (foie gastro-intestinal, non cardiaque), et que, neutralisant incomplètement les poisons venus du tube digestif, il les laisse pénétrer dans tout le torrent circulatoire. C'est ainsi que, chez un malade à circulation portale retardante, on voit survenir des accidents divers, regardés souvent comme étant de nature arthritique, et se traduisant par les signes de la pléthore abdominale : par un gros foie et par des troubles gastro-intestinaux, consequence de l'état congestif de la muqueuse digestive ; par des bronchites et des congestions pulmonaires à répétition ; par un cœur prompt à la dilatation avec contractions

(1) *Journal des Praticiens*, 1901.

molles et insuffisantes ; par un rein torpide avec urines rares, sédimenteuses et chargées d'urates ; par des fluxions hémorroïdaires et souvent par l'abondance du tissu adipeux. Telle est l'hypertension portale avec ses principales conséquences, les maladies par ralentissement de la nutrition commençant souvent par le ralentissement de la circulation veineuse.

Cette hypertension et cette stase portales ont été réalisees par diverses expériences démontrant la production de trois ordres de symptômes, — anémiques, hypotenseurs, toxiques, — d'où dérivent tous les autres. Boerhaave le premier eut l'idée de pratiquer la ligature de la veine porte chez l'animal, et Claude Bernard a constaté qu'après cette ligature expérimentale le cerveau et les organes deviennent exsangues, tandis que tout le sang s'accumule dans les organes digestifs. Après la même expérience, Tappeiner en 1873, puis Picard (de Lyon) en 1880 ont remarqué un abaissement notable de la tension artérielle, une accélération marquée des contractions cardiaques qui s'affaiblissent rapidement, comme s'il s'agissait d'une hémorragie abondante, et c'est bien ainsi que les choses se passent. Comme si elle n'était plus, une masse considerable de sang se trouve immobilisee dans la portion sous-diaphragmatique du corps, et alors les autres organes se trouvent dans les conditions où on les aurait placés si ce sang immobilise avait été soustrait à l'organisme par une grosse hémorragie. Il y a donc dans ce cas un mélange de symptômes congestifs et anémiques à la fois, suivis bientôt d'accidents toxiques. Ceux-ci, dus à l'insuffisance hépatique dans une seconde phase, arrivent à constituer l'origine intestinale d'une forme d'artériosclérose évoluant avec hypotension artérielle.

Contre l'hypertension et la stase portales, le seul moyen qui produise de bons effets, c'est le *massage abdominal.* Pratiqué dans mon service de l'hôpital Necker par Cautru, il a donné les résultats suivants : Régulation de la tension artérielle, augmentation de la diurèse, modifications profondes dans la composition chimique des urines (augmentation de l'acide phosphorique, des chlorures, de l'urée avec diminution de l'acide urique). Le massage abdominal produit une désintoxication partielle de l'organisme, et il devient encore, comme je l'ai dit et prouvé, un agent de renforcement pour l'action des médicaments.

### *Traitement de l'artériosclérose avec angine de poitrine.*

Les artérioscléreux, les aortiques, les cardioscléreux peuvent être atteints en même temps d'*angine de poitrine coronarienne* avec hypertension artérielle qui aggrave la sténocardie sans la produire ; car celle-ci, à l'état de simple coronarite et en l'absence de toute lésion aortique ou artériosclereuse, existe aussi avec une tension artérielle absolument normale ou même amoindrie. En tout cas, le traitement de l'angine de poitrine vraie se place naturellement ici, et je ne ferai que le formuler en quelques mots, puisque je vous l'ai fait souvent connaître. Le voici :

Régime alimentaire lacto-végétarien et repos complet d'au moins une heure après chaque repas ; le matin un cachet de théobromine à $0^{gr}$,30 ou $0^{gr}$,50 avec un verre d'eau d'Évian ; vingt jours par mois, trois à six fois par jour, un comprimé de tétranitrol à 2 ou 5 milligrammes, ou encore la trinitrine en solution au centième à la dose de trois gouttes, trois à huit fois par vingt-quatre heures, en ayant soin de diminuer la quantité à l'apparition d'une céphalalgie pulsatile et frontale intolérable ; inhalations d'ampoules de nitrite d'amyle pour les grands accès, et d'iodure d'amyle pour les petits accès — Pendant dix jours par mois, deux à trois fois par jour, une pilule kératinisée de 0$^{gr}$,10 à 0$^{gr}$,20 d'iodure de potassium ou de sodium — Éviter les marches précipitées après les repas et contre le vent, tout effort, montees d'étages, constipation. Fuir la fumée de tabac.

L'angine de poitrine, depuis qu'elle est connue, c'est-à-dire depuis plus d'un siècle, a donné lieu à des discussions interminables sur sa vraie nature, et c'est ainsi que j'ai compté plus de soixante-dix théories pour l'expliquer avec une centaine de médications différentes. Dans ce dedale de médicaments divers, il fallait s'orienter, et on ne le pouvait qu'en s'appuyant sur la physiologie, toujours inséparable de la pathologie. Et c'est ainsi que doivent être défendus tous les médicaments qui, en élevant la tension artérielle, en produisant ou en augmentant le spasme vasculaire, en fermant le rein, en affaiblissant le cœur, en déterminant des syncopes, deviennent les complices de la maladie : ergot de seigle, belladone, bromures, chloroforme, émissions sanguines, antipyrine, cocaine, faradisation cutanée, etc. Tous ces médicaments ont fait leur temps; les uns sont inutiles, les autres nuisibles, comme je l'ai demontré il y a seize ans (1).

En vous les faisant connaître, je vous évite l'application de cette boutade de Montaigne, laquelle malheureusement renferme une part de vérité :

« Lorsque le vrayx maulx nous faillent, la science nous preste les siens. »

(1) H HUCHARD, Les médications nuisibles ou dangereuses dans l'angine de poitrine (*Journal des praticiens*, Paris, 1892)

# SIXIÈME LEÇON

## TRAITEMENT DES CARDIOPATHIES ENDOCARDIQUES ET VALVULAIRES

Formes frustes, larvées du rhumatisme infantile

Traitement préventif des cardiopathies rhumatismales — Lois de
Bouillaud en défaut peu de rhumatisme détermine beaucoup de
complications cardiaques chez l'enfant, beaucoup de rhumatisme
pour peu de complications cardiaques chez l'adulte Règles de l'administration du salicylate, qui doit être . fractionnée, nocturne, post-
arthropathique, precoce, d'emblée intensive.

Evolution générale de cardiopathies valvulaires. — Quatre périodes

1° *Eusystolie*. période latente d'adaptation dans le rétrecissement mitral
adaptation par le ventricule gauche, qui s'atrophie et se rétracte

2° *Hypersystolie* compensation, exaltation fonctionnelle, lutte incessante
contre la lésion (hypertrophie de 1 oreillette gauche et du ventricule
droit dans le rétrécissement mitral).

3° *Hyposystolie* cœur encore capable de systoles énergiques ou com
pensatrices, avec congestions et œdèmes visceraux

4° *Asystolie* toxi-asystolie des cardiopathies artérielles. Différences
entre l'asystolie nerveuse et l'asystolie mecanique Période préasystolique caractérisée par augmentation du poids Nycturie, mesure de
l'état fonctionnel du cœur (augmentation de l'écart entre nombre des
pulsations dans la position debout et couchée).

Traitement de l'asystolie — 1° Etats hypo ou asystoliques traités
sans digitale (repos, lait, saignée) 2° Mode d'emploi de la digitale
dans l'asystolie. Action dissociee de la digitale cardiaque, puis
rénale La digitale n'a pas de succedanes Insucces de la digitale
*a* dus à la maladie (barrage central, périphérique, viscéral), *b* dus
au médecin (associations incompatibles), *c* dus au medicament Les
trois doses de digitale . massive, faible, très faible Trois insuffisances
cardiaque, hépatique, rénale

Abus des médicaments — Utilité d'une reforme therapeutique


### *Formes frustes du rhumatisme infantile.*

Il y a quelques mois, j'étais appelé à voir un enfant de
huit ans, qui avait été atteint quelques semaines auparavant
de torticolis avec quelques douleurs très legères dans les

membres. On les attribuait à la croissance ou à la fatigue, comme on le croit trop souvent, et elles n'étaient autre chose que des douleurs rhumatismales. Le médecin qui ne connaissait pas les allures habituelles, souvent frustes, larvées et trompeuses du rhumatisme infantile, ne pensa point à ausculter le petit malade et quel ne fut pas l'etonnement lorsque, quelques mois après, le voyant à ma consultation, j'affirmai l'existence d'une lésion presque irrémédiable, d'une insuffisance mitrale due bien certainement à la poussée rhumatismale à peine appréciable que je viens de signaler!

J'ai encore sous les yeux en ce moment un jeune homme de seize ans atteint d'une insuffisance mitrale, d'une insuffisance aortique avec symphyse péricardique à la suite de douleurs rhumatismales si légères il y a six ans qu'elles passèrent encore inaperçues et que l'auscultation du cœur ne fut pas alors pratiquée.

Les faits de ce genre sont fréquents ; je les ai observés sur un grand nombre d'enfants, et il y a vingt-trois ans en voici un qui n'est jamais sorti de ma mémoire, parce qu'il m'a appris ce que je savais insuffisamment et parce qu'il appartient à un membre de ma famille.

A quelques lieues de Paris, j'allais voir un jeune collégien qui etait a l'infirmerie pour une « simple entorse », ressentie en jouant. A l'examen, je trouvai l'articulation tibio-tarsienne gauche un peu douloureuse et gonflée, quelques douleurs très vagues sans gonflement des tissus et avec une rougeur cutanée à peine appréciable au niveau de plusieurs articulations. Le pouls était un peu fréquent, et la température marquait dans l'aisselle 38°,2. Cette « entorse » fébrile fut un trait de lumière, et, en auscultant le cœur, je constatai une endo-péricardite des plus nettes, certainement d'origine rhumatismale. Je soumis l'enfant à la médication salicylée intensive, telle que je la comprends, et j'eus la satisfaction très grande de guérir cette affection du cœur traitée à son début, c'est-à-dire en temps opportun.

Encore une fois, j'ai vu bien des faits de ce genre, d'enfants qui restent toute leur vie infirmes cardiaques par suite de l'ignorance du médecin, et d'autres qui guérissent parce que le médecin connaît les allures du rhumatisme infantile.

## Traitement préventif des cardiopathies rhumatismales.

Quel enseignement tirer de ces faits?

Les deux fameuses lois de Bouillaud sont en défaut, et je vous les rappelle :

1° Dans le rhumatisme articulaire aigu, généralisé et fébrile, la coïncidence d'endocardite ou d'endopéricardite est la règle, la loi; la non-coïncidence, l'exception ;

2° Dans le rhumatisme articulaire aigu, léger et partiel, apyrétique, la non-coïncidence des complications cardiaques est la règle; la coïncidence, l'exception.

Ces lois sont en défaut, puisque, dans le rhumatisme infantile, le cœur se comporte comme une articulation. C'est même Bouillaud qui l'a dit sans en tirer toutes les conséquences, puisqu'il est démontre, comme je ne cesse de le répéter, qu'il suffit de *peu* de rhumatisme pour déterminer *beaucoup* de complications cardiaques chez l'enfant, et qu'il faut beaucoup de rhumatisme chez l'adulte pour donner lieu à peu de complications cardiaques. Cela est si vrai que, lorsque vous voyez évoluer pour la première fois un rhumatisme articulaire aigu, même généralisé, fébrile et grave en apparence, chez un homme de trente ou trente-cinq ans, vous pouvez presque toujours affirmer qu'il ne fera qu'effleurer les séreuses cardiaques, même s'il y touche. Par conséquent, il y a une troisième loi clinique très importante que je formule ainsi :

3° Dans le rhumatisme articulaire aigu, même apyrétique, partiel ou généralisé, la fréquence des complications endo-péricardiques dépend le plus souvent de l'âge du sujet, cette fréquence étant à son maximum dans l'âge infantile où elles atteignent très fréquemment le péricarde.

En un mot, les complications endopéricardiques du rhumatisme infantile sont graves tant par leur extension que par leur intensité. Non seulement elles atteignent le péricarde et l'endocarde, mais encore parfois le myocarde (pancardite).

Chez les enfants, défiez-vous des douleurs « de fatigue ou de croissance », défiez-vous encore de la seule fatigue qui souvent est un signe de rhumatisme larvé ; défiez-vous du torticolis, d'une entorse douteuse et mal définie, d'un simple endolorissement des membres, et auscultez souvent le cœur. Dans la plupart des cas, il s'agit de rhumatisme que vous devez rapidement réprimer par l'emploi du salicylate de soude. Certes, ce médicament si actif n'exerce aucune action curative sur les complications cardiaques, il fait mieux : il les prévient, mais à la condition que son mode d'administration soit bien connu et régulièrement appliqué. Or, cette administration doit être précoce, d'emblée intensive, ininterrompue pendant la nuit comme pendant le jour, post-arthropathique, fractionnée.

Il faut qu'elle soit *fractionnée*, les médicaments à élimination rapide devant être souvent répétés, afin d'impressionner le plus longtemps possible l'organisme par l'action médicamenteuse.

Il faut que la médication soit non seulement diurne, mais encore *nocturne*, parce que les maladies ne sommeillent pas la nuit et que, dans la maladie rhumatismale, — une visiteuse nocturne, comme disait Sydenham pour la goutte, — les complications endopéricardiques peuvent survenir nuitamment, en quelques heures durant lesquelles le traitement salicylé a été interrompu.

Il faut que la médication soit *post-arthropathique*, c'est-à-dire qu'elle soit continuée encore pendant plusieurs jours et même plusieurs semaines, à faible dose (salicylate de soude à 1 ou 2 grammes, salicylate de méthyle en applications externes, aspirine en cachets de $0^{gr},20$ à $0^{gr},25$), parce qu'il y a des endocardites évoluant après la disparition apparente ou réelle des arthropathies.

Il faut que la médication soit *précoce, d'emblée intensive*, et l'anatomie pathologique nous l'apprend. Dans toute endocardite microbienne, il y a deux périodes : l'une dans laquelle on constate seulement l'existence d'une colonie de pneumocoques, par exemple à l'intérieur de la valvule, comme l'a démontré Haushalter (de Nancy), ou encore une colonie de microorganismes, toujours sans réaction inflammatoire, comme l'a vu Achalme pour le rhumatisme (première phase d'*endocardite* ou période microbienne pure); l'autre caractérisée par la réaction inflammatoire (seconde phase d'*endocardite*). Il est évident que le salicylate de soude, dont l'action antimicrobienne l'emporte sur l'action antiphlegmasique, sera plus efficace à la première qu'à la seconde période, et c'est pour cette raison que la médication doit être intensive d'emblée.

Si l'on avait bien connu ces préceptes et si on les avait toujours mis en pratique, que de complications cardiaques eussent été évitées !

### *Évolution générale des cardiopathies valvulaires.*

Après avoir montré comment on peut prévenir, surtout dans le jeune âge, une endocardite et une affection valvulaire, il importe de vous indiquer la conduite à suivre lorsque celle-ci est un fait accompli. Mais, tout d'abord, quelle en est l'évolution ?

Au début, il y a seulement une lésion d'orifice, — insuffisance ou rétrécissement, — qui se traduit par un souffle ; simple maladie anatomique alors, qui ne se manifeste par aucun des troubles fonctionnels connus de tous. Dès que ceux-ci font leur apparition, la maladie devient clinique, et elle passe par quatre périodes successives : eusystolie, hypersystolie, hyposystolie, asystolie.

L'*eusystolie* est la période latente d'adaptation, et elle se distingue ainsi de la phase d'*hypersystolie*, qui n'est autre chose que la compensation par hypertrophie du cœur. Les exemples suivants vont permettre de comprendre les grandes différences séparant ces deux termes.

Par la pensée, supposez les quatre orifices du cœur très rétrécis, à peu près également. Alors les choses se passeront comme si aucune lésion n'existait. Le contenant s'adaptant nécessairement au contenu, il résulterait de ce fait une diminution de volume du cœur, de tout l'appareil circulatoire, de tous les organes. Dans le rétrécissement mitral, surtout d'origine congénitale, le même phénomène d'adaptation se produit. Par le fait de la sténose valvulaire, peu de sang passe dans le ventricule, d'où atrophie ou plutôt rétraction de celui-ci ; peu de sang du ventricule gauche dans l'aorte, d'où atrophie et rétraction de tout l'arbre aortique ; peu de sang des artères dans les organes, d'où diminution de volume de ceux-ci, petitesse de la taille et sorte d'infantilisme avec tous les attributs de l'anémie, de la *chlorosis aortica*. Ici, il y a donc *adaptation* des organes, des vaisseaux, du cœur, à la faible quantité de sang qu'ils reçoivent.

Le rétrécissement mitral, congénital ou acquis, équivaut à une ligature incomplète des veines pulmonaires, et c'est pour cela que cette maladie est caractérisée par une dyspnée constante, démontrée non seulement par mes observations cliniques et mes recherches spirométriques, mais aussi par la mensuration de la capacité respiratoire étudiée dans mon service par le D<sup>r</sup> Charlier, à l'aide du procédé chimique de Grehant. Cette dyspnée est véritablement cardiaque ou cardio-pulmonaire, et c'est pour cela encore que, dans cette cardiopathie essentiellement dyspnéisante, la maladie peut être au cœur, mais que le danger reste au poumon, où tant de complications le menacent. Luttant contre l'obstacle au niveau de l'orifice auriculo-ventriculaire, l'oreillette gauche se dilate et s'hypertrophie ensuite, et, en raison de cette sorte de ligature des veines pulmonaires, le sang va refluer dans le poumon, d'où augmentation considérable de la tension sanguine dans la petite circulation, d'où dilatation et hypertrophie consécutive du ventricule droit. C'est la *compensation* de la lésion qui se traduit par l'hypertrophie de l'oreillette gauche et du ventricule droit.

Ainsi, dans la sténose mitrale, l'*adaptation* se fait par le ventricule gauche, qui s'atrophie et se rétracte, tandis que la *compensation* se fait par l'oreillette gauche et le ventricule droit, qui s'hypertrophient.

L'adaptation, silencieuse dans sa production, est un travail physiologique qui tend d'une façon passive à complètement annihiler ou suivre les effets d'une lésion. Dans la compensation, il y a une exaltation fonctionnelle, un effort actif, une lutte incessante contre la lésion, ce qui explique pourquoi les maladies compensées ne sont plus latentes. Il résulte de ces faits que la thérapeutique n'a pas à intervenir dans la période d'adaptation, spontanément physiologique ; l'hygiène suffit pour suivre la nature là où elle vous dirige. La compensation est à la fois physiologique et surtout pathologique, et contrairement à l'opinion généralement reçue, il n'y a pas lieu de la provoquer, mais surtout de modérer la compensation exagérée, c'est-à-dire l'*hypersystolie*, cela par beaucoup d'hygiène, beaucoup de régime alimentaire, souvent par la digitale à dose sédative (un granule d'un dixième de milligramme de digitaline cristallisée pendant cinq à six jours tous les mois, ou V à X gouttes de la solution au millième pendant trois à six jours).

La compensation a fait son œuvre pendant des mois ou des années  Puis un jour survient où le cœur et les organes, las de lutter, deviennent insuffisants à la tâche, où l'asthénie cardiovasculaire entre en scène. C'est la période de l'*hyposystolie*, suivie plus tard de l'*asystolie*. L'hyposystolie que j'ai décrite il y a vingt ans (1) est caractérisée par un œdème périphérique prétibial encore peu accentué, par un état congestif à peine appréciable des viscères, par des mouvements du cœur précipités, désordonnés, inégaux, avec un mélange de contractions faibles et fortes, ce qui indique que le cœur n'est pas encore en asystolie puisqu'il est toujours capable de systoles énergiques et compensatrices. L'asystolie a été bien décrite par Corvisart sous le nom de *facies propria* des affections cardiaques dans lesquelles, dit-il, « on dirait que tout le système veineux seul est injecté ». Après Corvisart, qui a vu l'état asystolique sans le désigner par un mot spécial, Stokes a voulu expliquer ces faits, et rendant justice à Laennec, il a dit avec lui que les alterations des valvules ont peu d'influence sur la santé générale tant que le tissu du cœur est resté sain : « C'est dans les conditions vitales et anatomiques de la fibre musculaire que se trouve la clef de la pathologie cardiaque. » Il aurait dû dire : la clef du pronostic. En 1856, lorsque Beau créa le nom d'asystolie, qui a fait fortune, il n'avait vu que l'insuffisance myocardique et il avait laissé de côté les vaisseaux, qui jouent cependant un grand rôle dans la production des accidents.

Puis, comme toujours, après avoir méconnu l'hyposystolie et l'asystolie caractérisées le plus souvent par l'hypo-

(1) H. Huchard, Quand et comment doit-on prescrire la digitale ? (*Journal des praticiens*, 1887-1888, et tirage a part de 136 pages)

tension artérielle avec hypertension pulmonaire et veineuse, les medecins abusèrent de ces deux termes. Ils virent l'asthénie cardiovasculaire là où elle n'est pas, la confondirent et la confondent encore avec l'arythmie et la tachy-arythmie, avec l'arythmie palpitante, la thrombose cardiaque, la dyspnée toxi-alimentaire, la dyspnee de Cheyne-Stokes, l'œdème aigu du poumon, les accidents gravido-cardiaques, les infarctus pulmonaires (ceux-ci pouvant bien survenir dans le cours de l'asystolie, mais ne constituant pas l'asystolie elle-même), avec les accidents asphyxiques et ultimes de la scoliose. A ce dernier point de vue, j'ai déjà prouvé que, chez les gibbeux, les poumons considérablement atrophiés souffrent plus que le cœur, que l'asphyxie précède l'asystolie, d'où l'indication d'une saignée générale suivie, s'il y a lieu, de l'administration de la digitale ; tandis que, dans les affections valvulaires, l'asystolie précède le plus souvent l'asphyxie, d'où l'indication de la digitale d'abord et des saignées locale ou générale ensuite, si les accidents asphyxiques font tardivement leur apparition.

J'insiste sur tous ces détails, parce que la confusion dans les termes et dans le diagnostic entraîne la confusion et des fautes graves dans la thérapeutique. Inutile de vous tracer de nouveau le tableau de l'hyposystolie et de l'asystolie, il est suffisamment connu par les details que je viens de leur consacrer. Mais il faut que vous connaissiez encore l'existence de ce que j'appelle la *toxi-asystolie*, spéciale aux cardiopathies artérielles à leur ultime période, caractérisée toujours par la prédominance des phenomènes toxiques unis à ceux de la défaillance cardiaque. Il en résulte que le traitement, à la fois anti-asystolique et antitoxique, doit viser non seulement l'insuffisance du cœur, mais aussi l'insuffisance du rein

Je vous ai dit encore qu'il fallait faire une distinction entre l'*asystolie nerveuse* (par compression ou paralysie des nerfs pneumogastriques) et *l'asystolie mécanique* ou asthénie cardiovasculaire des cardiopathies endocardiques.

Nous connaissons donc non seulement l'asystolie, mais aussi l'état pathologique qui la précède : l'hyposystolie. Peut-on aller plus loin, et y a-t-il des symptômes précurseurs, déjà témoins de l'insuffisance cardio-vasculaire, permettant de prévoir et de prévenir l'hyposystolie ; en un mot, n'y a-t-il pas plusieurs signes preasystoliques ? On peut repondre affirmativement à cette question, quoique cette *période préasystolique* soit inexactement dénommée, puisqu'elle traduit déjà d'une façon formelle et certaine le premier état d'insuffisance cardiaque.

Comme je vous l'ai déjà dit, au cours des cardiopathies valvulaires en instance d'hyposystolie, *l'augmentation du poids* plus ou moins rapide des malades coïncidant avec la diminution de la diurèse est un indice des œdemes interstitiels ou viscéraux et des congestions passives viscérales qui précèdent souvent, sinon toujours, l'apparition de l'œdème périphérique, prétibial ou perimalléolaire. Ces œdèmes viscéraux ou interstitiels étant souvent latents ou peu appréciables à l'auscultation, il faut peser les malades, ainsi qu'un médecin danois, Jacobœus, l'a recommandé il y a cinq ans, et comme je l'avais indiqué moi-même en 1887. L'exemple que je vous ai cite dans une derniere leçon me dispense d'entrer dans de nouveaux développements à ce sujet.

Un autre symptôme, signalé en 1903 par Péhu (de Lyon), la *nycturie* (ou polyurie nocturne), a aussi une certaine importance, surtout lorsqu'il s'unit à ceux que je viens de vous indiquer. Normalement, nous émettons les deux tiers d'urines pendant le jour et l'autre tiers pendant la nuit. Lorsque la tension artérielle vient à baisser et lorsque l'hyposystolie est menaçante, c'est le contraire qui arrive :

les malades urinent environ les deux tiers pendant la nuit et l'autre tiers pendant le jour Pourquoi ? Je vous soumets cette simple explication : Les urines deviennent plus abondantes pendant la nuit, parce qu'alors la tension artérielle se relève presque physiologiquement.

Enfin, la constatation et *la mesure de l'état fonctionnel du cœur* est chose possible. Vous savez qu'à l'état normal le chiffre des pulsations augmente de 6 à 8 ou 10 lorsque nous passons de la position couchée à la station verticale. Lorsque l'écart est plus considérable, se mesurant par 10 ou 20 pulsations, cela veut dire que l'hypotension artérielle augmente et que le cœur fléchit. — Il y a encore un procédé plus compliqué, celui de Katzenstein (1904), consistant à noter la pression artérielle et la fréquence du pouls après la compression digitale des deux artères iliaques. Lorsqu'après cette compression la tension artérielle ne présente aucune variation, et à plus forte raison lorsqu'elle diminue avec augmentation de fréquence du pouls, cela indique une insuffisance cardiaque ; mais le cœur est suffisant lorsqu'après cette compression on note une augmentation de tension artérielle avec fréquence normale et surtout moindre du pouls. En appliquant ce procédé sur les fémorales, je suis arrivé à des résultats souvent exacts. — Il y a aussi le procédé de Litten, que je n'ai pas encore vérifié ; il consiste à comprimer la radiale jusqu'à la suppression de ses battements et à noter ensuite après combien de temps le pouls rétrograde apparaissant dans la partie périphérique de ce vaisseau devient presque aussi fort que le pouls normal ; la durée de ce laps de temps pourrait ainsi déterminer l'état de force ou de faiblesse du cœur.

Maintenant que vous connaissez l'hyposystolie avec les trois principaux signes permettant de la prévoir, il vous sera plus facile de la prévenir ou de la guérir par le traitement que je vais étudier.

## *Traitement de l'asystolie.*

1° Il y a des états hyposystoliques ou asystoliques qui peuvent être traités *sans digitale*. Voici des exemples :

Un homme de peine atteint de cardiopathie artérielle au commencement de la troisième période porte des fardeaux très lourds et surmène son cœur qui se dilate, avec diminution de la diurèse et œdème périphérique. Je le mets simplement au repos complet, au régime lacté exclusif avec prescription de deux cachets de théobromine à 0$^{gr}$,50. En huit jours, les symptômes toxi-asystoliques guérissent sans digitale.

Dans l'asystolie cardiectasique des cardiopathies artérielles, de l'adipose cardiaque, de certaines lésions valvulaires avec thrombose cardiaque, dans l'asphyxie des gibbeux précédant l'asystolie, le repos, le régime alimentaire et les médicaments diurétiques ne sont pas suffisants, et une large émission sanguine rétablit l'équilibre circulatoire, fait disparaître les congestions passives et les œdèmes, tonifie indirectement le cœur et élève la tension artérielle ; mieux encore, elle peut agir à titre de médication diurétique. Fait paradoxal en apparence, mais très compréhensible, puisque la saignée a enlevé l'obstacle qui s'opposait au fonctionnement rénal. Il y a, dans les thèses de mes élèves Thierry et D. Courtade, des observations où dans ces conditions la phlébotomie a été suivie d'améliorations et de guérisons presque inespérées (1).

2° En présence d'un état asystolique qui a résisté à l'emploi des simples moyens diurétiques ou hygiéniques, l'indication de la digitale est nettement posée, et je veux encore vous exposer, d'après mon Traité des maladies du cœur,

(1) THIERRY, 1887, COURTADE, 1888 Thèses de Paris.

son mode d'emploi, sur lequel j'insiste depuis de longues années.

Ne vous hâtez pas de prescrire immédiatement le médicament, mais ouvrez-lui les voies pour en favoriser et en augmenter l'action, et cela au moyen du repos, du régime lacto-végétarien ou lacté, de l'administration de quelques diurétiques, même d'un purgatif. En résumé, voici la formule du traitement :

1° Repos du malade, le repos étant déjà la digitale du cœur ;

2° Régime alimentaire lacto-végétarien ou même lacté exclusif pendant plusieurs jours, afin de préparer ainsi l'action diurétique du médicament ;

3° Le deuxième ou troisième jour, purgatif ($0^{gr}$,60 de calomel et de résine de scammonée, ou 15 à 20 grammes de teinture de jalap composée, ou encore deux à trois verres d'eau de Montmirail). Ne pas abuser des purgatifs salins, qui diminuent la sécrétion urinaire, sauf le sulfate de soude, qui, en s'éliminant par le rein, provoque la diurèse après les effets purgatifs ;

4° Le lendemain du purgatif, prescription en une fois et en un seul jour de XL à L gouttes de la solution de digitaline cristallisée de Nativelle au millième (c'est-à-dire, pour cette dernière dose, 1 milligramme de digitaline cristallisée). On peut également prescrire la macération de feuilles de digitale à doses décroissantes pendant quatre jours ($0^{gr}$,60 le premier jour, en diminuant de $0^{gr}$,10 les jours suivants jusqu'à $0^{gr}$,30 le dernier jour). Mais je préfère toujours employer la digitaline cristallisée pour des raisons que j'ai maintes fois énumérées : identité d'un produit nettement défini, invariable dans sa composition chimique et dans son action thérapeutique, ayant les mêmes effets que la digitale ; possibilité de son emploi en injections sous-cutanées d'huile digitalinique de Lasnier, Martignac et Rosenthal, à la dose d'un quart ou d'un huitième de milligramme.

Dès le lendemain de ce traitement, contrairement à l'opinion courante qui admet la lenteur d'action de ce médicament, l'effet se produit le plus souvent : d'abord augmentation de force des systoles et ralentissement du pouls, qui peuvent survenir après quelques heures (action *cardiaque* assez rapide) ; puis augmentation plus ou moins considérable de la diurèse avec résorption des œdèmes (action *rénale* ou diurétique plus lente). Cependant il ne faut pas chercher avant tout, comme on l'enseigne à tort, le ralentissement du pouls. Car, dans l'asystolie, l'action cardiaque de la digitale ne se manifeste le plus souvent qu'après l'action diuretique ; exemple de l'action dissociée du médicament, utile à connaître, puisqu'elle nous indique qu'après avoir produit son action diurétique par l'augmentation des urines, la disparition des œdèmes, des hydropisies et des congestions passives, la digitale peut et doit même être prescrite encore, huit ou douze jours après, pendant un ou deux jours, afin qu'elle puisse exercer cette fois son action cardiotonique et retarder ainsi l'échéance de nouvelles crises asystoliques.

Il importe de ne jamais prescrire aucun autre médicament, comme le strophantus, la spartéine, en même temps ou immédiatement après la digitaline. Du reste, sait-on ce que l'on fait en associant deux ou trois drogues qui peuvent et doivent agir différemment ? Car, je le répète, la digitale n'a pas de succédanés, quoique j'en aie compté une vingtaine au cours de mon étude sur les médicaments cardiaques dans la Thérapeutique appliquée de A. Robin, les derniers en date étant encore la *Cecropia peltata* (X gouttes trois fois par jour ; plante des Antilles et de l'Amérique du Sud), et la *digalène,* un produit dont on nous cache la composition excacte et qui n'est certainement pas de la digitale, puisqu'elle est soluble, qu'elle ne s'accumule pas dans l'organisme en raison de son élimination rapide. Or, les médicaments insolubles possèdent une action plus puissante et de plus longue durée que les médicaments solubles, et cela explique pourquoi le tétranitrol est beaucoup plus actif que la trinitrine et le nitrite de soude, pourquoi encore la théobromine insoluble est un diurétique si fidèle et si constant, et cela est si vrai que, si l'on me présentait une théobromine soluble, je ne m'en servirais pas.

En résumé, la tactique médicamenteuse de l'asystolie peut ainsi se résumer : Traitement préparatoire de la digitale par le repos, le lait, le purgatif; puis, dose massive de L gouttes de la solution de digitaline au millième pendant un seul jour pour résorber les œdèmes (action *diurétique*), dix jours après, une dose de XX à XXX gouttes pour tonifier le cœur (action *cardiaque*), ou des quantités correspondantes de macération de feuilles de digitale : 0$^{gr}$,60 le premier jour, à doses décroissantes de 0$^{gr}$,10 tous les jours pendant quatre jours, et quinze jours après une dose de macération ou d'infusion de digitale à 0$^{gr}$,30 ou 0$^{gr}$,20; enfin, administration systématique de la digitaline tous les mois, à la dose de X à XV gouttes ou d'un granule d'un quart de milligramme pendant trois à quatre jours, pour prévenir de nouveaux retours asystoliques.

Mais, l'infaillibilité médicamenteuse n'existe pas, même pour ce médicament héroïque dont Murri (de Bologne) disait autrefois qu'avec lui « on fait gagner des années de vie avec l'économie de beaucoup de souffrances ». On se trouve étonné que la digitale ne produise presque aucune action diurétique ou cardiaque, alors même qu'on l'administre suivant les règles précises que je viens d'indiquer. Les insuccès sont imputables à la maladie et au malade, au médecin, au médicament (1).

(1) H. Huchard, Les causes d'insuccès de la digitale (*Journal des praticiens et Soc. de thérapeutique*, 1892 — *Traité clinique des maladies du cœur et de l'aorte*, Paris, 1905, t. III, p. 831-838)

1° *Insuccès dus à la maladie.* — L'impuissance de la digitale n'est pas due, comme on l'a cru longtemps, à la profonde dégénérescence du myocarde ; elle est le plus souvent temporaire et due à des barrages circulatoires que l'on peut observer au cœur, à la périphérie, dans les organes.

Le barrage *central* est dû souvent à une dilatation presque irréductible du cœur, avec ou sans thrombose cardiaque. Alors une saignée générale lève le plus souvent l'obstacle et fait récupérer à la digitale toute son action. — Le barrage *périphérique* est dû à l'énorme distension des membres œdématiés dont l'induration s'oppose à la résorption des œdèmes. En pratiquant pendant plusieurs jours des mouchetures sur les membres, on lève l'obstacle périphérique constitué par la compression de l'œdème dur sur les vaisseaux, comme on avait tout à l'heure triomphé de l'obstacle central constitué par l'encombrement ventriculaire, et la digitale agit de nouveau. — Le barrage est *viscéral* quand le foie est congestionné, quand il y a un épanchement pleural plus ou moins latent, et alors il faut diriger toute la thérapeutique du côte du foie (calomel, évonymine, sulfate de soude, combretum (1), extrait hépatique, ventouses scarifiées sur la région hepatique, etc.) et du côté de l'appareil respiratoire (thoracentèse hâtive). Mais, lorsque le foie, au lieu d'être simplement congestionné, est profondément sclérosé, l'ascite qui en est la conséquence résistera toujours à la digitale, parce qu'elle est seulement le médicament des hydropisies cardiaques et que celle-ci est d'origine hépatique.

Pour le rein, l'imperméabilité de cet organe dans la néphrite interstitielle, l'abondance de l'albumine dans la

----

(1) Le *sulfate de soude* s'elimine par le rein et provoque la diurese quand les effets purgatifs sont terminés. — Le *combretum* (extrait fluide, teinture aux doses de XX a LX gouttes) est un médicament peu connu encore et qui me rend journellement de très grands services comme cholagogue et antilithiasique. Il en sera question plus loin.

néphrite parenchymateuse ne sont pas, comme on l'avait cru (encore une erreur thérapeutique !) des contre-indications à l'emploi de ce médicament (1).

2° *Insuccès dus au médecin.* — On le prescrit trop timidement, trop peu de temps ou trop longtemps, à trop petites doses, parce qu'on a toujours devant soi le spectre de ce médicament qui « s'accumule dans l'organisme et s'élimine ou disparaît lentement ». On a tort d'associer à la digitale des médicaments incompatibles ou antagonistes : antipyrine, belladone, opium, qui ferment le rein quand la digitale tend. à l'ouvrir ; iodures et surtout nitrites, qui abaissent la tension artérielle. Règle générale sur laquelle je n'insisterai jamais trop : Lorsqu'on prescrit la digitale, il faut cesser tout médicament — même les fameux succédanés — capables d'amoindrir ou d'entraver son action.

3° *Insuccès dus au médicament.* — Les digitales des divers pays ou d'un même pays dans des endroits différents, suivant les années, possèdent une teneur inégale en digitaline. La digitale cultivée est très peu active ; les feuilles bien préparées doivent être conservées à l'abri de la lumière et de l'humidité ; elles doivent être renouvelées tous les ans, etc. Il en résulte par conséquent que, si toutes ces precautions ne sont pas sévèrement prises, on peut employer une preparation de digitale peu efficace. C'est pour cette raison que je donne toujours la préférence à un produit nettement défini, invariable — je le répète — dans sa composition chimique et son action therapeutique : à la digitaline cristallisée.

*Les trois doses de digitale.* — Je ne cesse de répéter que dans un médicament il y a plusieurs médicaments, c'est-à-dire qu'en physiologie clinique le même médicament est

_______________

(1) H  Huchard, La digitale dans les affections rénales (*Soc médicale des hôpitaux,* 1892).

doué d'une action différente avec des doses différentes; d'où trois manières de prescrire la digitaline cristallisée pour trois indications spéciales dans les cardiopathies :

1° *Dose massive* (ou *antiasystolique* et *diurétique*), destinée à combattre l'hyposystolie et l'asystolie, dont j'ai déjà parlé : pendant un seul jour, en une ou deux fois, L gouttes de la solution de digitaline cristallisée de Nativelle au millième ;

2° *Dose faible* (ou *sédative*), celle qui est destinée à combattre l'hypersystolie, les palpitations, l'éréthisme cardiaque et la dyspnée du rétrécissement mitral : pendant cinq jours, V à X gouttes de la même solution, ou un granule d'un quart de milligramme de digitaline cristallisée tous les mois ou toutes les trois semaines, pendant trois ou quatre jours, dans la sténose mitrale, pour calmer la dyspnée ;

3° *Dose très faible* (ou *cardio-tonique*) n'exerçant à la longue qu'une action cardiaque et non diurétique, que l'on peut continuer pendant des semaines et des mois, en cessant tous les quinze ou vingt jours pendant une à deux semaines. Elle a pour but et pour résultat, à la dose quotidienne de II à IV gouttes de la solution au millième, ou d'un granule d'un dixième ou même un quinzième de milligramme, de tonifier le cœur, sans crainte de produire jamais des accidents, même légers, d'intoxication, puisqu'en raison même de sa lenteur d'élimination ou plutôt de sa destruction, le médicament restant en petite quantité dans l'organisme, continue à exercer toujours son action tonique sur le myocarde.

Enfin, dans les cas urgents, vous avez encore la ressource de la *digitaline injectable* de Rosenthal, Martignac et Lasnier, dont le travail à ce sujet a été couronné par l'Académie de medecine : ampoules dosées, sur mon conseil, à un demi, un quart et même un huitième de

milligramme. Ces injections sous-cutanées d'huile digitalinique, très peu ou même pas douloureuses, ont l'avantage
d'agir plus rapidement et d'éviter les accidents, rares du
reste, d'intolérance gastrique, sans exposer, comme on l'a
cru, aux accidents toxiques.

Je pourrais vous citer un grand nombre d'exemples
démontrant les effets remarquables d'une thérapeutique
raisonnée. Voici l'un d'eux :

Il s'agit d'un homme de soixante-sept ans (demeurant rue
Michel-Bizot), vu trois fois en consultation avec le D<sup>r</sup> Laisné
(de Paris). Ce malade, atteint de cardiopathie artérielle à la
période de toxi-asystolie, présentait, avec une dilatation du
cœur très accusée, un foie très volumineux et malheureusement peu douloureux à la pression. Je dis « malheureusement », parce qu'un foie cardiaque dur et peu douloureux
démontre qu'il commence à se scléroser. Il avait de la
dyspnée de Cheyne-Stokes, un délire continuel.

La situation était devenue tellement menaçante, même
avec un œdème prétibial à peine appréciable, que nous ne
doutions plus d'une issue funeste. C'est alors qu'en présence
des trois insuffisances — cardiaque, hepatique et rénale —
je prescrivis le traitement suivant : saignées locales repétées
sur les régions hépatique et lombaire, trois purgatifs dras-
tiques à quatre jours d'intervalle ; trois cachets de poudre
hépatique (préparee par Hallion) à 0$^{gr}$,50, et LX gouttes
en trois fois d'extrait fluide de combretum, pour agir
sur le foie (1) ; trois cachets de théobromine à 0$^{gr}$,50

(1) Le *combretum*, plante de la famille des combretacées, croît au Séné-
gal, au Soudan et au Congo français Utilisé d abord dans la fievre bilieuse
hematurique des pays chauds, il a été employe dans les maladies du
foie par D Poige et Ch Benoit Sans aucune action toxique, ce médicament
est un cholagogue puissant, comme je l'ai constaté depuis plus d'une
annee, d'ou son emploi dans la lithiase biliaire, l'insuffisance hepatique,
l'ictère catarrhal, les cholecystites, l'enterocolite, même la constipation.
Doses  XX a LX gouttes d'extrait fluide en deux ou trois fois, et même
par cuillerées a café dans les cas graves

pour agir sur la diurèse, et X gouttes de digitaline, pendant quatre jours, pour tonifier le cœur. Naturellement, ces remèdes n'ont pas été donnés à la fois, mais successivement, en l'espace de six semaines. C'est alors que je vis le malade complètement transformé, avec la disparition complète de tous les symptômes qui nous avaient tant inquiétés, même et surtout avec la disparition du gros volume du foie, qui avait nettement coïncidé avec l'administration de la poudre hépatique. Les accidents graves étaient, du reste, surtout dus à l'insuffisance hepatique, et nous avions eté assez heureux pour démêler, au milieu de ce cortège de symptômes, si nombreux et alarmants, la cause du danger avec la véritable indication thérapeutique, ce qui m'a fait dire plaisamment à mon confrère, heureux comme moi d'un si beau résultat : « Voyez-vous, il n'y a que le foie qui sauve ! »

### *Abus des médicaments.*

Voilà tout ce que vous devez savoir pour le traitement des cardiopathies artérielles et valvulo-endocardiques, pour le traitement de la toxi-asystolie des premières et de l'asystolie des secondes. Vous voyez que je n'abuse pas des medicaments, puisque deux ou trois suffisent, avec des doses différentes, tant il est vrai, comme je ne cesse de le répeter, que la thérapeutique peut se faire avec 15 ou 20 bons médicaments, bien connus au point de vue physiologique, des doses et des divers modes d'administration. Dans notre thérapeutique, encore trop compliquée et expurgée seulement en partie des 357 eaux diverses, des 273 sortes de pilules, des 204 poudres, 206 sirops, 148 électuaires, 134 huiles, 129 onguents, 117 emplâtres, 31 baumes et 5 cataplasmes de la fameuse pharmacopée de Nicolas Lemery, qui vivait au XVIIᵉ siècle, dans notre thérapeutique, il y a encore trop de broussailles, et il convient d'éclaircir la forêt. Il faut surtout une doctrine et une méthode, et nous n'avons ni l'une ni l'autre, comme je le disais dans une de mes leçons en 1895, sur la « méthode en thérapeutique ». Nous vivons un peu dans l'incohérence thérapeutique, avec la méconnaissance de la nature médicatrice, avec des médicaments sans nombre, qui succèdent aux médicaments et qui vont rejoindre dans l'oubli ceux qui n'auraient jamais dû en sortir, avec des associations médicamenteuses absurdes, quand elles ne sont pas nuisibles, avec des remèdes dont nous abusons, si bien que l'histoire suivante peut s'appliquer à quelques médecins d'aujourd'hui ; elle est rapportée par Montaigne, qui éprouvait, comme il le disait, une véritable « dyspathie » pour la médecine de son époque et pour les drogues, lesquelles, disait-il, « pour ne guerir le cerveau au préjudice de l'estomach, offensent l'estomach et empirent le cerveau ». Je la reproduis sans rien changer à ce bon vieux français :

« Un malade, raconte Ésope (il y a 2500 ans), estant interrogé par son médecin quelle opération il sentait des médicaments qu'il lui avait donnez : « J'ai fort sué », répondit-il. — « Cela est bon », dist le medecin. Une aultre fois, il lui demanda encore comment il s'estait porté depuis. « J'ai eu un froid extrême, fit-il, et j'ai fort tremblé. » — « Cela est bon », suyvit le médecin. A la troisième fois, il lui demanda derechef comment il se portait. « Je me sens, dict-il, enfler et bouffir comme d'hydropisie. » — « Voyla qui va bien ! » adjouta le médecin. L'un de ses domestiques venant après à s'enquérir à luy de son estat : « Certes, mon ami, respondit-il, à force de bien estre, je me meurs ! »

# SEPTIÈME LEÇON

## ROLE DE L'INTOXICATION DANS L'ARTÉRIOSCLÉROSE

Présclérose et intoxication — Origine alimentaire. Dangers de l'hypertension artérielle. Curabilité de la présclerose
Intoxication expérimentale et clinique — Faible toxicité urinaire des artérioscléreux. Intoxication précoce des cardiopathies arterielles. Insuffisance hepato-renale Dyspnée et insomnie toxi-alimentaires.
Nouvelle conception des maladies du cœur — Cardiopathies valvulaires, cardiopathies artérielles. Dyspnee toxique et pneumonie des vieillards. Pseudo « asthmes tardifs ». Angine de poitrine, phénomene non toxique Sténocardie par coronarite, dyspnee par nephrosclérose.
Principes generaux du traitement. — Régulariser la circulation par les moyens physiques et surtout le régime antitoxique. Médication des symptômes cardio-artériels (digitale, theobromine, nitrites, iodure), des symptômes toxiques : traitement rénal.
Hypertension portale et artériosclérose avec hypotension artérielle — Conséquences de l'hypertension portale. Son traitement par le massage abdominal
Principales causes toxiques. — Étiologie complexe intoxication certaine, nécessité de la médication antitoxique et rénale

Depuis près de vingt ans, je ne cesse de répéter cette formule : *Les cardiopathies artérielles commencent par l'intoxication, elles continuent par l'intoxication, elles finissent par l'intoxication* (1).

En 1889, dans un volume de Leçons sur les maladies du cœur et des vaisseaux, j'avais émis l'opinion que les cardiopathies artérielles, dont j'etudie sans relâche depuis 1883 l'évolution anatomo-pathologique et clinique, sont souvent dues à une intoxication alimentaire.

« Je suis convaincu — disais-je alors — que les excès et surtout les erreurs d'alimentation, en jetant dans l'orga-

(1) Je reproduis ici, sans rien y changer (ce qui explique quelques redites), sous forme de leçon, cette recente communication au *Congrès de physiotherapie de Rome* (octobre 1907)

nisme un grand nombre de substances toxiques, telles que les ptomaïnes non éliminées par le filtre rénal devenu de bonne heure insuffisant, sont une cause fréquente d'artériosclérose. En un mot, certaines toxines alimentaires possèdent des propriétés convulsivantes agissant, les unes sur les muscles des membres, comme dans le cas de contracture des extremités d'origine gastrique, les autres sur la musculature vasculaire. Il en résulte dans tout le système artériel un état de spasme plus ou moins permanent, lequel produit rapidement de l'hypertension et consécutivement de l'artériosclérose. La conclusion thérapeutique est celle-ci : Il faut prescrire un régime d'où sont exclus les aliments plus ou moins riches en ptomaïnes ou en matières extractives. Ceux qui viendront après moi confirmeront ces idées et auront ainsi, avec les déductions thérapeutiques que soulève cette importante question, l'explication de la grande fréquence des affections cardio-artérielles. »

Quelques mois après, Dujardin-Beaumetz, dans ses leçons, confirmait cette opinion.

Voilà ce qui prouve déjà que c'est par les erreurs ou fautes graves d'hygiène, par les abus alimentaires, que souvent l'on devient artérioscléreux, que l'on porte atteinte à la longévité humaine ; de sorte que rien n'est plus vrai que cette maxime, malgré son apparente banalité : L'art de prolonger la vie consiste d'abord à ne pas la raccourcir.

Pendant les quatre périodes que j'ai assignées à cette maladie (préscléreuse ou artérielle, cardio-artérielle, mitro-artérielle, cardiectasique), l'intoxication joue toujours le rôle principal.


### *Présclérose et intoxication.*


La première période, *artérielle* (présclérose), se compose de trois éléments importants à bien connaître, puisqu'ils doivent inspirer, diriger notre action thérapeutique : 1° l'intoxication ; 2° l'insuffisance rénale, à laquelle se joint souvent l'insuffisance hépatique ; 3° l'hypertension artérielle, qui n'est qu'un résultat des deux premiers éléments.

Il n'y a donc pas que l'hypertension artérielle dans cette première période, comme on me l'a fait dire à tort et comme on l'a prétendu dans un but qui n'a pas toujours été absolument scientifique, et cette hypertension ne joue même qu'un rôle secondaire, puisqu'elle ne serait pas sans les deux causes qui la produisent. Par conséquent, c'est à ces deux causes que la médication doit d'abord et toujours s'adresser, si l'on veut faire cesser l'effet.

Cependant, par elle-même, l'hypertension artérielle présente des dangers multiples, que j'ai étudiés dans mon rapport au Congrès international de Lisbonne en 1906, et il ne faut pas oublier qu'elle précède le plus souvent et contribue à produire les lésions vasculaires, au lieu d'être toujours produite par elles, comme quelques auteurs persistent à le croire.

Je leur réponds par mes observations nombreuses de cardiaques, par les expériences avec l'adrénaline déterminant à la longue des lésions arthéromateuses et par le raisonnement suivant : Pendant des mois, des années, vous faites passer sans dommage un courant liquide dans un tube de caoutchouc ; puis, un jour, vous soumettez ce liquide à une forte pression, qui représente l'hypertension ; sous cette influence, le tube s'altère et finit par se rompre. Direz-vous que cette altération et cette rupture, comme cela survient dans les tubes vasculaires soumis à haute pression, sont des phénomènes primitifs et non pas consécutifs à celle-ci ? Et alors, pourquoi ne pas admettre pour la mécanique humaine ce que vous ne songez pas un seul instant à contester pour la mécanique ordinaire ? En tout cas, qu'il y ait dès le début des lésions latentes ou non, le fait importe peu.

Ce qui a de l'importance, c'est la notion de curabilité de la maladie dès les premières périodes, c'est l'utilité d'en reconnaître les atteintes et d'en poursuivre le traitement dès la première heure.

### Intoxication expérimentale et clinique.

L'intoxication est démontrée par les expériences qui sont des observations provoquées, comme l'a dit Claude Bernard, et par les observations cliniques qui sont de véritables expériences spontanées. Elle se traduit presque toujours, sinon toujours, par une dyspnée que l'on caractérisait autrefois d'une façon banale, en disant qu'elle est « cardiaque » ou « aortique », dénominations erronées et regrettables qui, pendant de longues années, ont contribué à immobiliser l'action thérapeutique dans une fausse voie, puisqu'elles ont méconnu la nature et l'origine des troubles respiratoires.

Dès 1892, sur mon conseil et sous ma direction, mon interne d'alors, le D_r E. Tournier, consacrant sa thèse inaugurale à cette question que j'étudiais depuis 1885, a donné la sanction expérimentale de la nature toxique de la dyspnée et de l'état de toxicité des cardiopathies artérielles, à l'aide de recherches que je vais résumer.

Il s'agissait de constater l'état de la toxicité urinaire dans les affections cardio-artérielles à l'aide d'injections intraveineuses d'urines. Les malades choisis ne présentaient, autant que possible, ni albuminurie, ni lésions pulmonaires sérieuses ; ils étaient observés dès leur entrée à l'hôpital avant tout traitement et restaient provisoirement au régime commun, parce qu'il a été démontré que l'alimentation lactée abaisse notablement le degré de toxicité urinaire. Or, dans les conditions ordinaires, il faut en moyenne 45 à 50 centimètres cubes d'urine normale pour tuer 1 kilogramme d'animal, et, pour un homme du poids de 60 kilogrammes, le coefficient urotoxique (somme d'urotoxies que 1 kilogramme d'homme peut fabriquer en vingt-cinq heures d'après Bouchard) est représenté par le chiffre 0,464. Nos expériences, au nombre d'une dizaine, ont démontré que le chiffre du coefficient urotoxique des cardiopathes artériels a la première période et surtout aux périodes suivantes a été inférieur à celui de 0,464; il a oscillé entre 0,273 et 0,370.

Ainsi, la moindre toxicité urinaire des artérioscléreux est chose démontrée, et les poisons de l'organisme n'etant plus qu'incomplètement éliminés par le rein ou detruits par le foie, il en résulte une intoxication sanguine se traduisant en clinique par des symptômes tels que certains vertiges et délires, surtout la dyspnée. Cette toxinhémie est un caractère de plus, permettant de distinguer les cardiopathies artérielles des cardiopathies valvulaires. Sans doute, dans celles-ci, la toxinhémie peut exister, mais à un moindre degré et seulement d'une façon transitoire et accidentelle, à la période asystolique, tandis qu'elle est un phenomène précoce et constant des cardiopathies artérielles.

Pour démontrer qu'outre l'imperméabilité rénale, l'insuffisance hépatique joue un rôle, on n'a qu'à se rappeler la célèbre expérience de Eck, réalisée ensuite par Nencki, Paulow et Massen, consistant à lier la veine porte au-dessous du hile hépatique et à l'aboucher avec la veine cave inférieure, ce qui équivaut à la suppression fonctionnelle du foie, puisque le sang qui lui est destiné par la veine porte est dévié de sa voie et passe dans la veine cave. Eh bien, lorsqu'on soumet les animaux ainsi opérés au régime lacté exclusif, on observe chez eux une survie plus ou moins longue; tandis que, lorsqu'on donne à d'autres animaux témoins une quantité même minime de viande, la mort survient rapidement avec de graves accidents nerveux, parmi lesquels une violente dyspnée. C'est la *dyspnée toxi-alimentaire* dans toute son

intensité, que j'ai décrite depuis plus de vingt ans au cours
des cardiopathies artérielles, en lui donnant d'abord le nom
de *dyspnée ptomaïnique* d'après les mémorables travaux
de Selmi et Armand Gautier sur les ptomaïnes. Mes élèves
(Tournier, Picard, Bohn, Bonneau, etc.) l'ont souvent étudiée, et la dyspnée dans les maladies du cœur a fait encore,
dans ces deux dernières années, l'objet de recherches intéressantes dans mon service de l'hôpital Necker de la part
du Dr Guido Castelli (de Florence) et du Dr Charlier (de
Paris), ce dernier utilisant le procédé chimique de Gréhant
pour mesurer la capacité respiratoire des cardiaques.

De son côté, l'observation clinique qui a, par sa constance
et sa précision, la valeur d'une expérience sur les animaux,
démontre que, dès le début de la première phase de ces
cardiopathies et pendant toute leur évolution, la dyspnée
est le phénomène prépondérant et presque dominateur.
Elle est d'origine alimentaire, comme je l'affirme depuis
plus de vingt ans, puisque la substitution du régime lacto-
végétarien et surtout du régime lacté exclusif au régime
mixte ou carné est suivie immédiatement, souvent dans les
vingt-quatre heures, de la disparition plus ou moins complète des accidents dyspnéiques, et que ceux-ci se renouvellent infailliblement dès la reprise de l'alimentation
ordinaire. J'ai même en observation des malades chez
lesquels, dès le début, j'ai pu supprimer l'état dyspnéique
déjà pendant trois à huit ans, grâce au régime alimentaire.
La dyspnée est donc bien *toxi-alimentaire*, elle est
modifiée favorablement par l'alimentation, et jamais par
aucun médicament, ni par l'opium, ni par la digitale, ni
par les iodures. Elle s'accompagne souvent d'*insomnie*,
et celle-ci ne cède jamais complètement aux hypnotiques,
dont il faut se garder d'abuser et même d'user ; elle disparaît promptement par le régime lacté, qui devient ainsi un
hypnotique indirect, les malades ne dormant pas parce qu'ils

respirent mal pendant la nuit, comme je ne cesse de le répéter. Faites-les respirer et vous les ferez dormir. Les résultats constants, presque mathématiques de cette thérapeutique si simple ont, je le répète, la valeur d'une observation expérimentale sur l'homme. Ils font comprendre pourquoi, l'intoxication dans cette maladie étant constante et accusée, on commettrait une grave faute en lui ajoutant une intoxication médicamenteuse, toujours favorisée par l'imperméabilité rénale.

Comme je l'ai dit dès 1889, il peut se faire que le coefficient urotoxique des urines devienne au contraire très élevé : c'est lorsque les fonctions du foie sont considérablement troublées. Alors, ce dernier organe ne remplissant plus ses principales fonctions et ne pouvant plus ni arrêter, ni détruire les poisons venus de l'intestin et du dehors, ceux-ci sont éliminés en grande partie par les urines, qui acquièrent ainsi une grande puissance toxique. Pendant quelque temps (stade *d'insuffisance hépatique simple*), cette hypertoxie urinaire est « une sauvegarde de l'organisme », puisqu'elle contribue à l'élimination des toxines qui n'ont pu être ni détruites, ni arrêtées par la cellule hépatique en état d'insuffisance fonctionnelle.

A une seconde période (stade *d'insuffisance hépato-rénale*), le passage incessant de ces toxines par le rein finit par altérer ce dernier organe. De l'albumine apparaît dans les urines, et c'est ainsi que, dans les cardiopathies artérielles, il peut y avoir deux sortes d'albuminuries : l'une, le plus souvent légère, due à la néphrite interstitielle ; l'autre, épithéliale, ordinairement plus abondante, d'origine hépatique. Alors l'insuffisance du foie s'ajoute à l'insuffisance du rein, et la dyspnée toxique procède de ces deux causes. Au début, quand la dyspnée était simplement d'origine renale, le regime lacté exclusif suffisait à la faire disparaître. Mais, vers la fin de la maladie, quand l'imperméabilité du rein se complique d'insuffisance hépatique, et surtout quand, avec les progrès de la cachexie artérielle caractérisée par une dénutrition profonde et rapide, les déchets de désassimilation encombrent l'organisme, la dyspnée, devenue *hypertoxique*, devient très grave et résiste à tous les moyens, même au régime alimentaire. Elle est alors accompagnée d'une *tachycardie* (150 à 180 pulsations), également d'origine hypertoxique, qui résiste à tous les moyens, qui est d'un pronostic presque toujours mortel, surtout lorsque le bruit de galop cardiaque prend alors, comme je le dis, l'allure du galop du cheval emporté.

Il résulte donc des observations cliniques que, dans les cardiopathies artérielles, la maladie peut être dans le système vasculaire, mais que le danger est au rein et au foie. C'est pourquoi, de bonne heure et pendant le cours de la maladie, il faut insister avant tout sur le *traitement rénal* et antitoxique, et on le réalise beaucoup plus par l'alimentation lactee ou lacto-végetarienne que par toutes les drogues connues ou à connaître. Car, chez les cardio-artériels, la dyspnée n'est pas due, comme on l'a cru trop longtemps, aux altérations cardiaques ni aortiques, ni aux lesions pulmonaires ou pleurales, ni à une sorte de « fatigue du ventricule gauche », ni à une parésie ou à un spasme du cœur, ni enfin à une stase pulmonaire, « le sang trop à étroit dans le système aortique se frayant une place dans les vaisseaux de l'autre système ». Ce sónt là de simples hypothèses dementies par les faits.


### Nouvelle conception des maladies du cœur.

J'ai démontré quelles profondes différences séparent les cardiopathies endocardiques d'origine rhumatismale des cardiopathies artérielles d'origine toxique.

Ce qui menace le cardiovalvulaire, c'est la stase veineuse

des organes, c'est l'insuffisance de la compensation. c'est la fatigue du cœur, c'est la mort lente et progressive par asthénie cardio-vasculaire ou asystolie. Ce qui menace le cardio-artériel, c'est l'anémie artérielle des organes, c'est toujours l'intoxication, c'est la mort subite par angine de poitrine, la mort rapide par hémorragie cérébrale ou par œdème aigu du poumon, la mort lente quelquefois par le syndrome hybride de la *toxi-asystolie*, ou par l'urémie. Chez le premier, la dyspnée, réellement cardiaque, est surtout accusée dans le rétrécissement mitral, maladie très dyspnéisante, parce qu'elle équivaut en partie à une ligature incomplète des veines pulmonaires, et alors seule la digitale est capable de l'atténuer. Chez le second, la dyspnée est toxique, et seul le traitement rénal et diurétique peut la supprimer.

Que de choses expliquées par cette nouvelle conception des maladies chroniques du cœur ! Trois exemples suffisent :

Chez les vieillards, la *pneumonie* est toujours grave pour deux raisons : parce que chez eux et chez les vieux artérioscléreux, le cœur est toujours menacé de défaillance et de dilatation; parce que chez eux encore le rein et le foie fonctionnent incomplètement dans un moment où, par le fait de la maladie infectieuse, ils doivent fonctionner davantage pour éliminer toutes les toxines produites par la pyrexie. Deux grands dangers qui sont deux faillites : au cœur menacé de défaillance, au rein menaçant l'existence par la rétention des poisons. C'est la faillite des organes qui prépare celle de tout l'organisme. Et l'on peut remarquer bien souvent que chez ces malades l'intensité de la dyspnée, d'origine plutôt toxique que mécanique, n'est pas toujours en rapport avec la faible étendue de la lésion pulmonaire. Il en résulte qu'il ne suffit pas seulement alors de prescrire du quinquina ou de l'alcool à haute dose pour tonifier l'organisme ou de la digitale pour tonifier le cœur, mais qu'il importe surtout et avant tout de veiller à la dépuration urinaire. Vous aurez beau chercher à relever les forces du malade. En voulant toujours le guérir de sa faiblesse, vous l'aurez laissé mourir d'intoxication.

On parle quelquefois d'*asthmes tardifs*, survenus par exemple entre cinquante à soixante ans, envoyés aux eaux minérales sulfureuses ou autres, et traités par la médication iodurée plus ou moins intensive. Il faut prendre garde ! On est asthmatique, on ne le devient pas à soixante ans. Mais c'est à cet âge que l'on est atteint de dyspnée toxi-alimentaire simulant parfois l'asthme vrai ; et c'est alors que ces faux asthmatiques peuvent devenir des asystoliques avec un cœur scléreux plus ou moins dilaté. Des erreurs graves de diagnostic que j'ai déjà signalées dès 1893 (1) sont commises tous les jours à ce sujet, et cela parce qu'on ne connaît pas suffisamment les longues rémissions possibles de la dyspnée toxi-alimentaire, rémissions que j'ai fait connaître dans la thèse d'un de mes élèves, du D<sup>r</sup> G. Bohn, en 1896. Elles peuvent avoir une durée de plusieurs mois et même de plusieurs années, n'étant interrompues que par une infraction au régime alimentaire et à la médication, ce qui a même pu conduire les malades à une mort rapide par intoxication alimentaire. J'ai cité, il y a dix ans, deux exemples de ce genre (2).

D'autre part, l'asthme vrai, dit nerveux ou arthritique, peut être modifié très favorablement par le régime alimentaire, et c'est ainsi que j'ai vu (3) de jeunes asthmatiques délivrés de leurs accès dyspnéiques et de leurs bronchites à répétition par une médication visant l'élimination rénale

(1) H. HUCHARD, *Traité des maladies du cœur*, 2<sup>e</sup> édition, 1893, et 3<sup>e</sup> édition, 1899-1905.
(2) *Journal des praticiens*, 1897
(3) *Journal des praticiens*, 1894, et *Bulletin de thérapeutique*, 1895.

et par le régime lacto-végétarien, comme j'en ai cité des exemples. Par conséquent, la théorie toxique de l'asthme doit être prise en considération, et le traitement de cette maladie par l'iodure de potassium est insuffisant ; il faut toujours y joindre la prescription du régime alimentaire.

Contrairement à une opinion qui a été formulée il y a quelque temps, l'*angine de poitrine* n'est pas d'origine toxique, comme la dyspnée chez les cardio-artériels. En voici la preuve : les angineux ne sont jamais dyspnéiques, et, quand ils le sont ou le deviennent, c'est à la faveur de la néphrosclérose concomitante. Ils sont sténocardiques par leurs artères coronaires, dyspnéiques par leur rein. Prescrivez à ces malades le régime lacté exclusif : la dyspnée disparaîtra, mais les accès angineux garderont leur même intensité. Dans l'artériosclérose, il ne faut donc pas voir toujours que l'intoxication ; il y a des symptômes qui n'en relèvent en aucune façon, et bien les connaître, c'est orienter exactement sa thérapeutique.

### *Principes généraux du traitement.*

Depuis quelques années, plusieurs médecins s'appuyant sur la notion de la présclérose et sur l'importance que j'ai attribuée à l'hypertension artérielle (dont on trouve dejà sous le nom de « pléthore sanguine » la mention chez les auteurs anciens et principalement dans les écrits de Boerhaave dès 1707 et de Sénac en 1749), ont pensé qu'en combattant seulement l'hypertension par des moyens divers auxquels j'ai recours moi-même (massage et gymnastique, hydrothérapie, eaux minérales, bains carbo-gazeux, bains lumineux, électricité), on pouvait non seulement déterminer un abaissement permanent de la tension sanguine, mais aussi guérir en quelques semaines les processus artérioscléreux.

Je ne m'attarderai certes pas à combattre la dernière proposition, qui est peut-être autre chose qu'une erreur... Mais je ferai remarquer que, l'hypertension étant fonction de l'intoxication, on ne peut rien faire contre la première si l'on ne combat pas la seconde au préalable par le régime alimentaire, par le traitement antitoxique et rénal. D'autre part, la mesure de la tension artérielle est chose délicate, elle expose très souvent à l'erreur, si on ne l'appuie pas sur la constatation d'autres signes, comme la *stabilité du pouls*, dont j'ai signalé l'importance, et si on n'étudie pas scientifiquement, comme mon interne le D$^r$ Amblard, à l'exemple de M. Bouloumié, vient de l'établir dans sa thèse de 1907, trois tensions à la fois. Puis il faut bien savoir qu'il y a des artérioscléroses se développant sans grande modification de la tension, même avec de l'hypotension, comme un auteur italien, Andréa Ferranini, paraît l'avoir démontré en 1903 au Congrès de médecine de Padoue, et comme on en verra la preuve, à propos de l'hypertension et de la stase portales dont j'ai étudié rapidement l'histoire clinique en 1901 (1).

(1) L'hypertension artérielle étant *fonction de l'intoxication*, les courants de haute fréquence dont on a dit a la fois trop de bien et trop de mal, dont je me suis constitue le défenseur en combattant les exagérations commises en leur nom et en les empêchant de dégenérer en courants de haute réclame, ne peuvent le plus souvent ni abaisser la tension artérielle d'une façon permanente, ni faire rétrocéder des lésions artérioscléreuses plus ou moins avancées. A la suite de ma communication au Congres de Rome, j'ai eu l'éclatante confirmation de ces idées de la part de presque tous les savants étrangers et français qui avaient étudié cette question sans même connaître la teneur de mon rapport  de la part de Laqueur (de Berlin), lequel a declaré, apres de multiples expériences, que, « sous l'influence de ces courants, n'ayant pas encore répondu a des espérances exagerées, la pression sanguine ne subit aucune modification essentielle dans la sclérose artérielle prononcée » , de Samuel Sloan (de Glasgow) ayant écrit que « le traitement de haute frequence est tombe dans les mains de personnes peu désignées à le comprendre et a été mis en annonces comme effectuant de tres brillants résultats dans toutes sortes de maladies » , de Bergonié, Broca et Ferrié ayant affirmé, a la suite de recherches patientes et sérieuses, que « ces courants n'agissent point sur la pression artérielle » , enfin de la part de presque tous les électroth apeutes

Sans jamais perdre de vue le régime alimentaire, lacté ou lacto-végétarien, qui reste toujours la base du traitement, on doit encore chercher à obtenir la régulation de la tension artérielle : par les bains carbo-gazeux que mon ancien interne Mougeot a si bien étudiés dans mon service de Necker et à Royat (1) ; par l'emploi du massage et de la gymnastique, du massage abdominal qui abaisse cette tension en combattant, comme Cautru l'a constaté avec nous à l'hôpital, l'hypertension portale dont ces malades sont souvent atteints ; à l'aide encore de bains lumineux ultra-violets, des bains hydroélectriques à courants triphasés (les courants sinusoïdaux produisant des effets contraires d'après les recherches récentes de Albert Weil et de Mougeot); à l'aide enfin des courants de haute fréquence dont on a dit à la fois trop de bien et trop de mal. Il faut savoir s'éloigner de ces deux exagérations, et, tout en ne croyant pas à des guérisons miraculeuses dont la réclame s'est malheureusement emparée, on doit reconnaître les services rendus par les agents physiques, tant il est vrai, comme l'a dit Bacon, que le savant ne doit jamais avoir l'œil voilé par les passions humaines. .

Ces diverses médications, à des degrés divers, contribuent, pour leur part, à régulariser la circulation périphérique en produisant la vaso-dilatation et à beaucoup alléger le travail du cœur central, à modifier la nutrition en augmentant l'activité des échanges et des combustions, à désintoxiquer pour une part l'organisme, puisque sous leur influence l'élimination et la toxicité urinaires sont souvent accrues.

[Delherm et Laquerrière, Dubois (de Saujon), Foveau de Courmelles, Larat, Rivière, Weill, Vigouroux, etc ], qui ont émis la même opinion, soit dans leurs écrits, soit dans la discussion sur ce sujet après mes communications récentes à l'Académie de médecine sur la présclerose et à la Société de thérapeutique sur la médication hypotensive, en 1907.

(1) Mougeot, Le bain carbo-gazeux. Thèse de Paris, 1905

Ce sont là des adjuvances thérapeutiques très précieuses, qui viennent heureusement renforcer l'action médicamenteuse comme l'action antitoxique et hypotensive du régime alimentaire.

On ne saurait trop répéter que supprimer un symptôme, ce n'est pas guérir une maladie ; élever la pression sanguine presque toujours amoindrie chez les phtisiques, ce n'est pas guérir la phtisie ; supprimer l'hypertension quelques instants ou quelques jours, ce n'est pas supprimer la cause, ni la maladie à plus forte raison. Un seul remède, quelque puissance qu'on lui suppose, ne peut à la fois abaisser la tension artérielle, combattre les accidents toxiques sans cesse renaissants, puisqu'ils se reproduisent à chaque ingestion alimentaire, vaincre l'imperméabilité rénale, ni plus tard faire rétrocéder et disparaître des lésions étendues à tout le système vasculaire. Tout cela prouve qu'il ne faut pas confondre de simples guérisons fonctionnelles avec les guérisons anatomiques.

Mais ce serait une erreur de croire que, seule, la médication antitoxique doit intervenir dans le traitement de cette maladie. Cette étude sommaire a même pour résultat d'établir la distinction clinique entre les symptômes toxiques et les symptômes cardio-artériels, qui commandent des indications thérapeutiques différentes.

Parmi les symptômes *cardio-artériels*, il convient de citer l'arythmie, le bruit de galop, la cardiectasie, l'hyposystolie et l'asystolie, les symptômes meiopragiques des organes, l'angine de poitrine coronarienne, la sclérose artérielle elle-même. Pour les combattre, quelques médicaments connus sont indiqués en petit nombre (digitale, théobromine, trinitrine, tétranitrol ou nitrite de soude, iodures). Mais, au sujet des iodures, on ne saurait trop répéter qu'on en fait d'ordinaire un usage immodéré à toutes les périodes de la maladie, surtout à la première, où ils ne sont en aucune façon indiqués. De même, on abuse de la digitale surtout dans la forme tachy-arythmique de la maladie, l'arythmie étant une sorte de boiterie du cœur absolument irréductible par la digitale ou d'autres médicaments.

Parmi les symptômes *toxiques*, il faut citer : surtout la dyspnée, qui est, je le répète, le symptôme dominateur des cardiopathies artérielles; l'insomnie d'origine dyspnéique; puis les spasmes vasculaires, l'hypertension artérielle, la tachycardie sans arythmie, quelques vertiges et délires. Contre eux, la médication antitoxique et surtout le régime alimentaire, l'hygiène, l'emploi des agents physiques et des eaux minérales (Bourbon-Lancy, Évian, Royat, Vittel), le traitement rénal et la médication diurétique remplissent toutes les indications thérapeutiques.

Nous revenons cependant encore à notre point de départ. La plupart des symptômes des cardiopathies artérielles relèvent de l'intoxication qu'il faut combattre sans relâche, surtout par le régime alimentaire, à la période cardio-artérielle de la maladie et même à toutes ses phases, ou encore par le traitement rénal, comme j'ai voulu le démontrer dans l'excellente thèse inaugurale de mon interne, le Dr Bergouignan, en 1902.

En un mot, relâcher le frein vasculaire qui serre et contracte trop le cœur périphérique, poursuivre l'intoxication dans ses causes et dans ses effets, combattre l'hypertension artérielle dans sa cause par la prescription du régime lacto-végétarien et même du régime lacté exclusif, la combattre encore dans ses effets par la médication vaso-dilatatrice et hypotensive, réduire au minimum l'introduction des toxines alimentaires dans l'organisme, favoriser de bonne heure et toujours leur élimination par le traitement rénal et diurétique ; enfin soutenir le cœur central dans sa lutte incessante contre les obstacles périphériques : tel est le problème un peu complexe à résoudre. On y arrive par l'hygiène, par les agents physiques et surtout par le régime alimentaire avec l'aide seulement de quelques médicaments.

### *Hypertension portale et artériosclérose avec hypotension artérielle.*

Une mention spéciale doit être accordée à ce que j'ai étudié sous le nom d'*hypertension portale* (1).

Comme je le disais en 1901, il y a dans la cavité abdominale une circulation veineuse abondante sur laquelle il faut parfois agir de bonne heure, parce que là, dans ce système veineux qui est le grand égout collecteur de l'organisme, une stase sanguine, favorisée d'ailleurs par des conditions anatomiques et physiologiques défavorables, peut avoir pour l'intoxication des conséquences d'autant plus graves qu'elle reste longtemps latente et méconnue. La stase énorme et permanente dans les veines mesaraïques et la veine porte réalise la « pléthore abdominale » des auteurs anciens, laquelle doit être réhabilitée (*vena porta, porta malorum*). Car ces vaisseaux charriant lentement les toxines dont ils sont encombrés, il en résulte que le foie, insuffisant à la tâche, se congestionne (foie gastro-intestinal, non cardiaque), et que, neutralisant incomplètement les poisons venus du tube digestif, il les laisse pénétrer dans tout le torrent circulatoire.

C'est ainsi que, chez ces malades à circulation portale retardante, on voit survenir des accidents divers regardés souvent comme étant d'origine arthritique et se traduisant par tous les signes de la pléthore abdominale : par un gros foie et par des troubles gastro-intestinaux, conséquence de

(1) H Huchard, Les trois hypertensions (*Journal des praticiens*, 1901).

l'état congestif de la muqueuse digestive ; par des bronchites
et des congestions pulmonaires à répétition ; par un cœur
prompt à la dilatation avec contractions molles et insuffisantes ; par un rein torpide avec urines rares, sédimenteuses
et chargées d'urates ; par des fluxions hémorroïdaires,
souvent par l'abondance du tissu adipeux Telle est l'hypertension portale avec ses principales conséquences, les
maladies par ralentissement de la nutrition commençant
souvent par le ralentissement de la circulation veineuse.

Cette hypertension et cette stase portales ont été réalisées
par diverses expériences démontrant la production de trois
ordres de symptômes, — anémiques, hypotenseurs, toxiques,
— d'où dérivent tous les autres. Boerhaave, le premier, eut
l'idée de pratiquer la ligature de la veine porte chez l'animal.
et Claude Bernard a constaté qu'après cette ligature expérimentale le cerveau et les organes deviennent exsangues,
tandis que tout le sang s'accumule dans les organes
digestifs. Après la même expérience, Tappeiner en 1873,
puis Picard (de Lyon) en 1880, ont remarqué un abaissement
notable de la tension artérielle, une accélération marquée
des contractions cardiaques qui s'affaiblissent rapidement,
comme s'il s'agissait d'une hémorragie abondante, et c'est
bien ainsi que les choses se passent. Comme si elle n'était
plus, une masse considérable de sang se trouve immobilisée
dans la portion sous-diaphragmatique du corps, et alors les
autres organes se trouvent dans les conditions où on les
aurait placés, si ce sang immobilisé avait été soustrait à
l'organisme par une grosse hémorragie. Il y a donc dans
ces cas un mélange de symptômes congestifs et anémiques
à la fois, suivis bientôt d'accidents toxiques qui, dus à
l'insuffisance hépatique dans une seconde phase, arrivent
souvent à constituer l'*origine intestinale* de l'artériosclérose.

Or, contre cette hypertension et cette stase portales, le seul moyen qui produise de bons effets, c'est le massage abdominal qui, pratiqué dans mon service de l'hôpital Necker par Cautru, a donné les résultats suivants : Régulation de la tension artérielle, augmentation de la diurèse, modifications profondes dans la composition chimique des urines (augmentation de l'acide phosphorique, des chlorures, de l'urée avec diminution de l'acide urique). Le massage abdominal produit une désintoxication partielle de l'organisme, et il devient encore, comme je l'ai dit et prouvé, un agent de renforcement pour l'action des médicaments. Car j'ai vu souvent, après ce massage méthodique, la diurèse augmenter considérablement avec la digitale ou la théobromine, alors que ces deux admirables médicaments avaient perdu toute activité thérapeutique en raison du barrage circulatoire constitué par la stase et l'hypertension portales.

### *Principales causes toxiques.*

Dans cette question si complexe et si controversée de l'artériosclérose, il y a encore des parties inexplorées, des obscurités qu'il faut chercher constamment à éclaircir, tant il est vrai que ce que l'on sait souffre de ce que l'on ne sait pas. Mais, au sujet de sa genèse et de son traitement, je puis dire qu'une expérience de trente ans, appuyée sur plus de 15 000 observations et sur les recherches continuelles de mes élèves, que je ne veux pas séparer des miennes (de MM. Amblard, Bergouignan, Mougeot et Piatot), me permet d'affirmer ce que d'autres peuvent encore contester. Mon but a été surtout d'insister sur le rôle de l'intoxication dans l'évolution clinique de l'artériosclérose et sur les conséquences thérapeutiques qui s'en dégagent.

Si j'avais traité la question de l'étiologie, encore si controversée, j'aurais fait remarquer que les causes sont également et le plus souvent d'ordre toxique : tabac, acide urique, toxines intestinales et microbiennes, toxines alimentaires, paludisme, peut-être alcoolisme, saturnisme professionnel et même alimentaire, puisqu'il paraît démontré que beaucoup d'aliments et de boissons renferment des quantités notables de plomb. J'aurais dit que l'étiologie syphilitique peut être discutée, et que, parmi les causes prédisposantes, il convient de signaler non seulement la goutte, mais encore ce que j'ai désigné sous le nom d'aortisme héréditaire.

J'ai eu manifestement un autre but : celui de démontrer le rôle considérable que joue l'intoxication dans l'artériosclérose et d'orienter nettement la thérapeutique de cette maladie vers la médication antitoxique et rénale. Sans elle, rien de durable ne peut être accompli, comme je l'ai fait comprendre en 1907 à l'Académie de médecine au sujet du traitement de la présclérose, lequel ne doit pas être uniquement dirigé contre les modifications de la tension artérielle. Inventer aujourd'hui certains sérums antiscléreux qui n'ont pas de lendemain, croire encore à la seule puissance de l'électro-thérapie, combattre un effet sans remonter à la cause, s'attaquer toujours à un symptôme sans viser la maladie, c'est s'exposer à de trop nombreuses faillites thérapeutiques, qu'il importe de prévoir pour les plus sûrement prévenir.

Quoi qu'il en soit, cette étude sommaire, ajoutée à l'importante thèse inaugurale de mon élève, le D$^r$ Piatot en 1898, sur « le traitement des maladies du cœur par l'hygiène et les agents physiques » et à ses travaux sur les propriétés radio-actives de Bourbon-Lancy (1), devient un

(1) Il résulte des importants et multiples travaux de Moureu et de sa communication récente au Congrès de Rome (14 octobre 1907) que les eaux de Bourbon-Lancy sont d'une richesse incomparable en hélium (plus de 10 000 litres par an!), a ce point qu'elles constituent, suivant son expression, « une véritable mine d'hélium ». Voilà ce qui explique l'action remarquable de ces eaux dans le rhumatisme et les diverses cardiopathies, surtout avec éréthisme cardiaque.

nouvel hommage à la physiothérapie, en l'absence de médicaments qui, suivant l'expression de Montaigne, « pour ne guérir le cerveau au préjudice de l'estomac, offense l'estomac et empire le cerveau ».

Dans le traitement des cardiopathies artérielles, il faut se garder d'abuser des remèdes. Ils sont capables d'entraver parfois les fonctions éliminatrices des émonctoires et du rein en particulier, d'exiger un fonctionnement exagéré des organes atteints de méiopragie, d'ajouter une intoxication médicamenteuse à l'intoxication générale ; ils sont enfin capables, pour employer l'expression du vieil auteur français, « d'empirer » le cœur.

# HUITIÈME LEÇON

## LES AGENTS PHYSIQUES ET L'HYGIÈNE



### *Guérisons fonctionnelles.*

« Il n'y a pas de maladie chronique où, grâce à l'intervention de l'hygiène basée sur la pathogenie, grâce à l'efficacité grande d'agents médicamenteux, la médecine soit moins désarmée et plus apte à retarder pendant de longues années l'échéance fatale. »

Voilà ce qu'en 1896, dans le Traite de thérapeutique appliquée, j'écrivais sur l'avenir des cardiaques, et je pourrais invoquer la grande autorité du plus illustre clinicien du siècle, qui s'est rarement trompé, de Laennec : « On réussit à faire vivre, disait-il, pendant de longues années, certains malades avec des affections du cœur plus ou moins graves. »

Cela, il faut le dire bien haut. Mais on doit ajouter que, par l'hygiène et l'emploi des agents physiques, on arrive souvent à des résultats plus certains et plus durables que par l'usage et surtout par l'abus des drogues, « bonnes à rendre la santé malade », comme disait Montaigne.

Si la digitale est un remède souvent héroïque dans le traitement de l'asystolie et de divers troubles cardiaques, si les iodures et les médicaments agissant sur la pression vasculaire rendent d'incontestables services dans les cardiopathies artérielles et dans les maladies de vaisseaux, que n'obtient-on pas par une hygiène bien entendue, par l'alimentation, par le choix d'un bon climat, par le massage et la gymnastique méthodiques, par les pratiques sages de balnéothérapie !

A ce dernier point de vue, il est nécessaire de mettre les choses au point et de dénoncer l'erreur de ceux qui, à la poursuite de la disparition ou de l'atténuation d'un souffle valvulaire, ont recherché la pierre philosophale de la cardiothérapie et affirmé imprudemment des « guérisons » de maladies du cœur, en quelques semaines ou en quelques mois.

Parler ainsi, raisonner de la sorte, faire de telles promesses, affirmer que l'ingestion d'une eau quelconque, minéralisée ou non, dissout mystérieusement des exsudats valvulaires et des scléroses artérielles, c'est promettre plus qu'on ne peut tenir, c'est annoncer une chose le plus souvent impossible, c'est compromettre la meilleure des causes, c'est se rendre coupable d'une grave erreur thérapeutique, et celle-ci naît, comme presque toujours, d'une ou de plusieurs erreurs de diagnostic.

On ne doit pas, en effet, confondre les guérisons apparentes et transitoires avec les guérisons réelles et permanentes, les guérisons *fonctionnelles* avec les guérisons *anatomiques*.

## *Cardiophobie.*

Fréquemment on confond les souffles valvulaires avec les souffles précordiaux, les cardiaques vrais avec les faux cardiaques, et ceux-ci sont légion parce qu'il règne de par le monde, chez les malades comme chez les médecins, une maladie déjà ancienne : la *cardiophobie.* On oublie que, si la syncope est un accident cardiaque, elle n'est presque jamais symptomatique d'une affection cardiaque ; on n'a pas encore assez dit que, seules, les palpitations ne sont pas suffisantes pour asseoir le diagnostic d'une cardiopathie, et que, dans nombre de cas, elles ont une origine réflexe ou toxique  Et les malades que tourmentent incessamment une « douleur au cœur », quelques angoisses précordiales et des précordialgies nerveuses assimilées à tort à l'angine de poitrine coronarienne, des intermittences ou des faux pas du cœur de nature fonctionnelle et de lointaine provenance, ont trop souvent l'esprit hanté et harcelé par la crainte d'une affection organique qui n'existe pas.

Cette cardiophobie (avec l'anginophobie et l'artérioscléro-phobie) sévit à la fois sur les gens bien portants et sur les malades. Toutes les douleurs, les moindres sensations pénibles à la région du cœur, l'impossibilité ou la difficulté de se coucher sur le côté gauche, les palpitations ou les syncopes, quelques irrégularités dans les battements, les intermittences vraies ou fausses, quelques bouffées de chaleur ou de rougeur au visage, de simples alternatives de ralentissement ou d'accélération cardiaque, beaucoup de sensations vertigineuses et de pulsations éprouvées dans diverses régions du corps, les plus minimes modifications de la tension arterielle, les moindres impressions d'anxiété précordiale, sont rapportées à une lésion, à la fameuse hypertrophie du cœur dont on a tant abusé, alors qu'il s'agit

seulement de troubles fonctionnels sans grande importanc ,
alors que ce sont souvent les viscères voisins, réellement
malades, qui font momentanément souffrir le cœur, toujours vaillant et longtemps invaincu dans la lutte.

Que de douleurs précordiales et simplement névralgiques
faussement assimilées à l'angine de poitrine, que de faux
angineux viennent ainsi nous consulter avec l'effroi peint sur
leur visage, que d'erreurs parfois commises, et que de
médications inutiles quand elles ne sont pas nuisibles ! C'est
ainsi que j'ai dénoncé depuis longtemps l'abus de cet admirable et héroïque médicament, de la digitale, qui peut faire
tant de bien et tant de mal quand il est inconsidérément
appliqué, l'abus des iodures qui, en gâtant l'estomac,
offensent le cœur, l'abus des drogues bien propres à creer
des maladies médicamenteuses.

Ils sont légion ceux qui, souffrant dans la région du cœur,
se croient atteints d'une maladie de cet organe, et on ne
saurait trop leur dire ceci : Quand vous avez une névralgie
faciale ou une douleur de tête parfois violente, comment se
fait-il que vous ne pensiez pas avoir une maladie de la cervelle, alors que vous songez toujours à une affection du
cœur lorsque vous éprouvez la moindre souffrance ou un
simple point névralgique dans son voisinage ?


Autrefois, cette cardiophobie tourmentait les personnes
atteintes d'une affection réelle du cœur, et elle se comprenait
à une époque où ces maladies étaient encore mal connues,
où l'auscultation n'avait pas révélé ses secrets, où l'on
ignorait la distinction capitale entre les cardiopathies valvulaires et les cardiopathies artérielles, entre l'angine de poitrine vraie et les angines fausses; où Sénac disait que « leur
étude donne souvent l'inutile satisfaction de mieux connaître
l'impossibilité de les guérir » ; où Broussais parlait de ces
maladies comme « d'une étude de pure curiosité qui ne

fournit rien à la thérapeutique » ; où Corvisart au commencement du dernier siècle avait inscrit en exergue, à la première page de son livre, ce lambeau de vers latin d'une décourageante desespérance : *hæret lateri lethalis arundo.* Et cependant, c'est le même auteur qui écrivait : « Ce sont presque toujours les erreurs dans le régime qui déterminent des rechutes si fréquentes dans les périodes avancées de ces maladies. Au moyen de la sobriété, de la tempérance et de beaucoup de ménagements, non seulement le malade prolongera ses jours, mais il pourra même assoupir pendant des annees sa maladie organique »

Depuis cette époque, la science a marché, elle s'est enrichie de nouveaux moyens d'investigation, de nombreuses conquêtes de diagnostic et de pronostic, de médicaments très actifs, de préceptes hygiéniques et de prescriptions alimentaires dont l'efficacité est indiscutable, d'agents physiques dont la puissance est partout reconnue, et c'est ainsi que j'ai pu dire encore que, de toutes les maladies chroniques, ce sont celles du cœur qui donnent la plus longue survie, grâce à une hygiène bien entendue et à une médication rationnelle.

J'ai dit, je répète : pendant de longues années. Non pas que nous venions proclamer ici des guérisons *anatomiques* difficiles ou impossibles à obtenir, puisqu'il est entendu qu'on ne peut pas faire disparaître les cicatrices d'une blessure. Mais il s'agit surtout de guérisons *fonctionnelles* qui ne sont autre chose — et c'est beaucoup — que le silence imposé à la souffrance ; œuvre divine, disait Hippocrate (*sedare dolorem, divinum opus*).

Dans son excellent livre sur « l'hygiène du cardiaque » (Paris, 1908), Ch. Fiessinger, s'inspirant de ces idées, a judicieusement écrit : « Le tout est de porter un diagnostic juste et de ne pas se laisser égarer par des analogies de surface. L'hygiène du cardiaque ne manque pas à ses promesses ; elle n'édicte pas des règles d'efficacité incertaine. Elle soulage toujours et guérit souvent Il est difficile de demander davantage. »

Il ne suffit pas seulement, en effet, d'étudier une maladie, mais il faut encore connaître le malade, et c'est ainsi qu'il est utile de scruter la psychologie des cardiaques, la meilleure manière de s'y interesser et de les aimer. Car, après avoir bien observé le cœur physique du malade, il est indispensable de connaître son cœur moral, et dans ce dernier nous voyons des qualités de patience, de bonté, de douce résignation qui avaient été trop longtemps deniées aux cardiopathes.

On se prend à admirer ce cœur physique dans son mécanisme d'une splendide et infinie perfection dont le premier battement (*primum movens*) préside à la naissance et dont la dernière pulsation annonce la mort (*ultimum moriens*). Infatigable veilleur de nuit pour tout le corps au repos et ne se reposant jamais, il ne cesse de battre que lorsque les autres organes animés, nourris et protégés par lui, ont cessé de vivre, comme le capitaine d'un navire en danger va sombrer dans l'abîme le dernier après le dernier passager. Alors, quel ne doit pas être l'intérêt attaché à l'étude de ce puissant et admirable moteur, de ce grand et noble ouvrier de la vie sans lequel la vie ne serait pas !

### *Traitement par les agents physiques.*

Revenons au traitement des maladies du cœur par l'hygiène, les agents physiques ou mécaniques, la balnéothérapie.

Comme toujours, c'est en France que la première idée de ce traitement a germé, et c'est à l'Étranger qu'elle a porte ses fruits Eh bien, il faut hautement le proclamer, l'Étranger n'a pas le monopole des stations hydrominérales utilisables dans les affections du cœur et des vaisseaux, et en France nous en possédons de bien autrement puissantes. Mais l'action bienfaisante des eaux minérales sur l'appareil circulatoire doit être aidée, pour produire tous ses effets, par le secours ou plutôt le concours d'autres moyens parmi lesquels le régime alimentaire, le climat et les pratiques de kinésithérapie occupent une place importante.

Le *régime alimentaire* est la base du traitement à la fois préventif et curatif des cardiopathies artérielles; cela, je ne cesse de le répéter, de le répéter encore, de le répéter toujours depuis vingt ans, et les thèses consciencieuses de deux de mes élèves, celle de Picard d'abord, celle de Bohn ensuite. sur les « longues rémissions de la dyspnée toxi-alimentaire », rémissions pouvant durer des mois et des années grâce au traitement, en donnent le témoignage le plus irrécusable. C'est aux cardio-artériels surtout que l'on peut appliquer cette maxime, sous forme d'un jeu de mots latin : *modicus cibi, medicus sibi.*

Le choix du *climat* et de l'altitude joue également un rôle qu'il serait injuste de négliger. Que de cardiopathes on voit revenir aggravés d'un long voyage, d'un imprudent séjour à de hautes altitudes dans la proximité de glaciers malfaisants, ou vers certains climats maritimes capables d'amener le surmenage du système circulatoire !

Aux *cures de terrain* dont on a fait si grand bruit et dont on a tant abusé, qui promettent une hypertrophie thérapeutique du cœur pour donner souvent la cardiectasie, nous opposons les *cures de repos*, non pas que ce repos consiste dans l'immobilité absolue du sujet ; mais nous estimons qu'avec la méthode dite d'OErtel on augmente trop le travail du cœur central quand nous devons, au contraire, chercher à l'économiser, à soulager l'organe en ouvrant en quelque sorte le cœur périphérique représenté par tous les vaisseaux.

L'action sur le cœur périphérique est surtout réalisée par le *massage* methodique, par des contractions musculaires modérées qui font passer dans le muscle en mouvement cinq fois plus de sang que dans le muscle au repos. La méthode allemande veut augmenter le travail d'un cœur déjà profondément amoindri dans sa puissance fonctionnelle par l'envahissement de la sclérose ; la méthode française diminue son travail en atténuant les résistances périphériques, en ouvrant toutes larges les voies d'écoulement sanguin, et elle réalise ainsi une grande loi de la thérapeutique : *l'art d'adapter les moyens médicamenteux à la puissance fonctionnelle des organes et de l'organisme.* Elle obéit encore à l'un des premiers principes de la cardiothérapie : *soulager le cœur pour le fortifier.*

Le massage des membres et la gymnastique musculaire ne suffisent pas, et ces moyens sont propres surtout à agir sur le cœur périphérique, artériel et veineux. Or il y a, dans la cavité abdominale, une circulation veineuse abondante sur laquelle il faut encore agir de bonne heure, parce que là une stase circulatoire, favorisée d'ailleurs par des conditions anatomiques défavorables, peut avoir des conséquences d'autant plus graves qu'elle reste longtemps latente ou méconnue. Voilà pourquoi nous insistons sur l'importance du *massage abdominal* pratiqué de bonne heure et d'une façon méthodique chez les cardiaques en imminence d'hyposystolie. Les résultats que ce massage a déjà produits sur l'augmentation de la diurèse sont des plus encourageants, et nous avons plaisir à remercier M. le D<sup>r</sup> Cautru, ancien interne des hôpitaux, qui, avec l'assistance de notre excellent élève, M. Krikortz, nous a prêté son habile concours pour la démonstration de ce fait. Ces résultats ont été consignés dans le travail inaugural de notre cher interne

M. Piatot, qui a si fidèlement résumé nos idées au sujet du mode d'action physiologique de la digitale et du massage abdominal sur l'augmentation de la diurèse. On nous permettra de les reproduire, car elles montrent l'importance de cette thérapeutique.

Le massage abdominal semble agir sur la diurèse par le même mécanisme que la digitale, puisque l'augmentation des urines coïncide, par l'emploi de ces deux moyens, avec la vaso-dilatation et la diminution de la tension artérielle succédant promptement à un état de vaso-constriction et d'hypertension artérielle. Donc, l'augmentation de la diurèse est liée surtout à l'accroissement de la vitesse du sang dans le rein plus qu'à l'élévation de la pression vasculaire, comme on le croit généralement. Il s'agit là d'une véritable poussée sanguine, analogue à la brusque poussée de l'eau à travers une digue rompue. Dans ces cas, le liquide prend une vitesse plus grande, en rapport avec la résistance qui l'a contenu et qu'il a dû vaincre.

Avec cet outillage thérapeutique très varié, les médecins qui exercent aux *eaux minérales* sont puissamment armés pour obtenir une longue et utile trêve dans les accidents si nombreux et si graves qui menacent les cardiopathes en rupture imminente de compensation ; ils ont là des instruments précieux dont ils doivent savoir se servir, sous peine d'être de mauvais ouvriers avec de bons outils. Cela revient à dire qu'il leur faut connaître avant tout les moindres détails de la pathologie cardiaque, qu'ils seront de bons thérapeutes à la condition d'être en cela d'excellents cliniciens, et que, pour ces maladies, on ne saurait être trop pénétré de cette vérité : *Tant vaut le médecin, tant vaut la médecine hydrominérale.*

Il faut que, pendant ce traitement complexe que nous recommandons dans les stations hydrominérales, les médecins s'affranchissent de toute intervention médicamenteuse active, à moins d'indications sévères et spéciales ; il faut qu'ils n'abusent jamais ou qu'ils usent à peine des médicaments cardiaques, parce qu'il y a entre eux et la thérapeutique thermale une sorte d'incompatibilité ; il faut enfin qu'ils sachent, comme je l'enseigne chaque jour, que leur principale règle de conduite est la prudence, toujours la prudence  Et je le répète avec une conviction d'autant plus grande qu'on a observe de déplorables accidents chez des malades auxquels la digitale avait été inconsidérément prescrite à haute dose  pendant la cure hydrominérale.

Cette réserve faite, la cure hydrominérale avec le concours de la médication adjuvante par le régime alimentaire et la kinésithérapie produit les meilleurs résultats, et j'ajoute qu'elle est souvent indispensable. Voici les principales conditions que cette cure doit remplir :

*Ce qu'il faut chercher* dans le traitement des cardiopathies au moyen des eaux minerales, ce sont les effets suivants : par leur composition chimique, une action résolutive, diurétique et parfois laxative ; par leur thermalite, une action révulsive qui, sagement et prudemment dirigée, a pour résultat de favoriser la circulation périphérique au profit de la circulation centrale.

*Ce qu'il faut chercher* dans une station hydrominérale appliquée au traitement des cardiopathies, c'est le repos du corps et de l'esprit, parce que « le cœur physique est doublé d'un cœur moral ». Comme je l'ai souvent dit dans mes conferences cliniques et comme M. F. Toussaint l'a exprimé en très bons termes (1), ce n'est pas dans les villes d'eaux à casinos, trop souvent villes de jeux, à bruyants plaisirs, à promenades fatigantes et à lointaines excursions, que le cardiopathe trouve le calme et la quietude si nécessaires au retablissement de sa santé.

(1) *Journal des Praticiens,* 1898

Au risque d'être accusé de prétendre aux affirmations paradoxales, je pense qu'au contraire les stations pour cardiaques doivent être des endroits « où l'on ne s'amuse guère », où l'on puisse, sans trop d'ennui, se reposer en silence. Repos du corps, repos de l'esprit, repos de la pharmacie : telle est la triple alliance qui, elle, peut donner beaucoup de paix au cœur.

*Ce qu'il faut éviter*, c'est l'excitation d'eaux trop minéralisées, des eaux chlorurées sodiques trop fortes, des eaux sulfureuses, des hautes altitudes.

*Ce qu'il faut craindre*, c'est le danger d'un traitement hydrominéral intensif appliqué à des cardiaques trop excitables ou arrivés à la période d'asystolie très avancée (celle d'hyposystolie n'étant pas une contre-indication), et surtout à des malades dont l'affection du cœur était ignorée.

*Prévoir et prévenir*, c'est faire œuvre de clinicien et de thérapeute. Or rien n'est plus vrai que pour les affections du cœur.

Depuis longtemps, nous avons dit et prouvé que toute cardiopathie artérielle, que l'artériosclérose est précédée par un long stade d'hypertension artérielle. Cette notion est généralement contestée .., parce qu'elle est incontestable, parce qu'aux écrivains il suffit de quelques minutes pour la nier, et qu'il faut au clinicien de longues années pour en constater et en suivre patiemment l'évolution progressive. Reconnaître de bonne heure les signes de cette hypertension artérielle, c'est déjà *prévoir* la sclérose vasculaire, et c'est encore la *prévenir*, par l'hygiène, par le régime alimentaire, par la kinésithérapie, par la balnéothérapie, par l'emploi de toute médication capable de détendre l'excessive poussée sanguine contre les parois des vaisseaux.

De quelque côté que l'on envisage la question des cardiopathies chroniques, qu'il s'agisse de cardiopathies valvulaires rhumatismales, de myocardites artérielles ou encore de cette nouvelle classe de myocardites veineuses dont nous poursuivons l'étude, on voit que l'avenir de la thérapeutique est dans l'emploi des agents physiques, de l'hygiène et du régime alimentaire ; il est encore dans la connaissance de la pathogénie, dans la recherche incessante et dans l'application hâtive des moyens préventifs.

Ainsi la thérapeutique, dans les affections du cœur, a changé son orientation. Elle n'est plus seulement basée sur la présence, sur l'intensité ou l'affaiblissement d'un souffle valvulaire, que recherchent encore quelques médecins, sans doute « par révérence de l'antiquaille » ; elle ne se contente pas de voir un cœur à fortifier, mais aussi un cœur à soulager ; elle ne considère pas seulement le cœur central, elle vise le cœur périphérique, et, s'il est malheureusement vrai que nous ne guérissons qu'exceptionnellement les valvulites chroniques ou les scléroses vasculaires définitivement constituées, nous pouvons au début arrêter l'évolution progressive, à la condition de nous conformer aux principes que j'ai naguère exposés en 1889 et 1893 dans mon Traité des maladies du cœur, principes que l'on me permettra de reproduire.

« Quand un obstacle siège dans une machine, l'ouvrier, s'il ne le trouve pas dans le jeu des soupapes, dans le piston ou dans le corps de pompe, s'empresse de le chercher dans les tubes de conduite ou de canalisation. Jusqu'ici, le médecin n'avait dans les maladies du cœur qu'une préoccupation presque constante : la recherche des lésions orificielles et la localisation des souffles valvulaires.

« Dans les cardiopathies artérielles (auxquelles il faut adjoindre maintenant les cardiopathies veineuses), l'obstacle n'est pas au cœur central, mais au cœur périphérique,

aux confins du courant circulatoire. C'est là qu'il faut le
chercher pour le vaincre de bonne heure... A cette période,
vouloir tonifier le cœur par la digitale serait aussi illogique
que si l'ouvrier, pour triompher d'un obstacle situé à la
périphérie, voulait exercer une forte pression sur le piston de sa machine. Pour être de bons ouvriers en cardiothérapie, nous ne devons pas nous contenter de constater un
obstacle ; il faut aussi en discerner la nature et surtout le
siège. Or, au début de la maladie, la lésion des artères périphériques atteignant rapidement leur tunique moyenne
détruit ou amoindrit de bonne heure l'elasticité dont elles
sont douées, et il est prouvé que « l'élasticité des artères
économise le travail du cœur » (Marey). Elle n'augmente
certainement pas la quantité de ce travail, mais elle l'uti-
lise, elle ne le laisse pas perdre. Par conséquent, au début
de l'artériosclérose, le cœur central, dont l'aptitude fonctionnelle a pu diminuer de moitié par suite de son insuffisance nutritive due à l'endartérite coronarienne, va être
obligé de doubler son travail pour vaincre les obstacles
situés à la périphérie du système vasculaire. C'est là un
cercle vicieux d'où l'on ne peut sortir qu'en agissant directement sur le cœur péripherique représenté par les vaisseaux. Par là, on soutient déjà et l'on protège en quelque
sorte le cœur central. »

### *Traitement par l'hygiène.*

« Les ressources de l'art, disait autrefois Sénac, sont
plutôt entre les mains des malades que dans les phar-
macies » Cela veut dire, comme je l'affirmais déjà en
1896 (1), qu'il y a beaucoup de crises asystoliques, beaucoup

(1) H. Huchard, Traité de thérapeutique appliquée de A Robin Je
resume dans cette leçon les principes d'hygiène que j'ai exposes a
cette époque (1896) dans ce Traité de thérapeutique.

d'aggravations qui surviennent à la suite d'imprudences commises, d'excès et d'erreurs dans le régime alimentaire dont j'ai déjà suffisamment parlé, de fatigues physiques, d'exercices musculaires exagérés, etc. Il existe donc une hygiène cardiaque, — une vertu pour le malade et une science pour le médecin, comme disait J.-J. Rousseau, — non seulement à la période de tolérance de la maladie, mais aussi dans sa phase troublée.

L'importance de cette hygiène n'avait pas échappé aux anciens, et Van Swieten, au sujet du traitement de la dilatation du cœur, insistait sur « un genre de vie tellement calme qu'il ne se produise pas un seul mouvement du cœur qui ne soit strictement indispensable à l'entretien de la vie » ; il recommandait le repos du corps et de l'esprit, avec l'usage d'une boisson très légère, du petit lait, d'une nourriture abondante et douce. Le passage suivant de Corvisart est tout entier à retenir : « Ce sont presque toujours les erreurs dans le régime qui déterminent les rechutes si fréquentes dans les périodes avancées de ces maladies. Leur marche est dans presque tous les cas précipitée par les erreurs dans le régime, dans les exercices et par les affections morales, tandis qu'au moyen de la sobriété, de la tempérance et de beaucoup de ménagements, non seulement le malade prolongera ses jours, mais il pourra même assoupir pendant des années sa maladie. »

En un mot, l'hygiène du cardiaque consiste : à éviter tout ce qui peut surexciter le cœur, le fatiguer ou l'affaiblir ; à éloigner toutes les causes d'aggravation, dans le but de prolonger le plus longtemps possible la période de tolérance ; à ne demander au cœur que le travail dont est capable son aptitude fonctionnelle plus ou moins amoindrie.

L'influence des *climats* est très importante sur toutes les cardiopathies, et seuls conviennent les climats tempérés.

Les chaleurs excessives sont mal supportées. Les climats froids, humides et à brouillards sont contre-indiqués, parce qu'en augmentant la vaso-constriction périphérique ils reclament un travail plus energique du cœur, parce qu'ils exposent aux rhumatismes et aux affections des organes respiratoires.

D'une façon générale, on doit défendre le séjour prolongé à des altitudes supérieures à 600 ou 800 mètres, ainsi que le séjour au bord de la mer. Cependant on ne saurait assigner a l'air du littoral des caracteres généraux et invariables et, comme l'a dit Rochard, il n'y a rien de commun au point de vue hygienique « entre cet air humide, froid, brumeux, tourmenté par le vent, qu'on respire sur les côtes d'Angleterre, et l'atmosphère tiède, limpide, lumineuse et calme qui baigne le rivage de la Méditerranée »

En un mot, il faut choisir un climat sédatif, calmant, modérement sec et chaud, à l'abri des vents et des variations trop grandes ou trop brusques de température. Les climats de haute altitude, capables d'élever beaucoup la tension sanguine, sont capables d'aggraver les cardiopathies artérielles. Mais ils ne sont pas absolument défendus aux cardiopathies fonctionnelles sans lésions, aux fausses cardiopathies provoquees par les maladies de l'estomac, par l'anémie, l'état nerveux ou la neurasthénie.

Lorsque les malades ne peuvent quitter leur pays, il faut leur creer en quelque sorte une sorte de climat par l'*habitation* et quelques mesures hygiéniques.

D'une façon générale, au séjour de la ville on doit préférer celui de la campagne, parce que là on trouve reellement le repos du corps et de l'esprit, des promenades au grand air et au soleil, des exercices peu fatigants.

Pour les cardiopathies d'origine rhumatismale, il convient d'éviter les habitations trop fraîches ou proches de l'eau, une chambre à coucher exposée au nord, des appartements où l'air circule mal et où les rayons de soleil pénètrent à peine, dans des entresols un peu bas ou insuffisamment éclairés, à plus forte raison dans des rez-de-chaussée non bâtis sur cave. Le lit ne doit pas être entouré de rideaux, ou ceux-ci doivent être assez ecartés pour permettre largement le renouvellement de l'air; il ne sera pas immédiatement appuye contre le mur, surtout s'il est humide et non exposé au midi.

La chaleur excessive, les grandes variations de température, le brusque passage d'une atmosphère très chaude à une atmosphere froide, l'air confiné ou vicié par la respiration d'un grand nombre de personnes, voilà des conditions défavorables pour les cardiopathies, surtout pour tous ceux qui commencent à souffrir de leur lesion et chez lesquels se sont montrés quelques troubles de compensation. Aussi doit-on leur permettre modérément le séjour dans les salles de spectacles et les bals souvent surchauffés, dans les réunions publiques et les cercles où la tabagie peut par elle-même exercer une influence néfaste sur le cœur, surtout sur celui des angineux.

On doit proscrire les *professions* exposant aux intemperies de l'air, aux refroidissements, aux émotions, aux efforts, aux exercices corporels exagérés, aux marches prolongées et répétées, aux montées d'étages, au maniement du plomb.

Les *vêtements* devront être suffisamment larges; les femmes porteront des corsets peu serres, de façon à ne pas empêcher, surtout dans le jeune âge et l'adolescence, le développement du thorax et le libre jeu de la respiration.

La question de *mariage* se pose souvent, et il faut savoir répondre à cette question souvent posée : une jeune fille cardiopathe peut-elle se marier? La réponse serait toute prête si l'on s'en tenait à la formule de Peter : « Fille, pas de mariage ; femme, pas de grossesse ; mère, pas d'allaitement. » Nous avons déjà répondu à cette question. Mais, pour un jeune homme atteint de cardiopathie, surtout lorsqu'elle est bien tolérée ou compensée, et même lorsqu'elle a déjà présenté quelques signes légers d'hyposystolie, le mariage est loin d'être défavorable, puisqu'il peut souvent contribuer à prémunir le malade contre les excès ou les imprudences.

Parmi les moyens adjuvants, il importe encore de signaler les cures de *petit lait* et de *raisin*.

Le petit lait, légèrement laxatif et diurétique, agit efficacement sur les congestions viscérales secondaires aux cardiopathies. Au début, on le prend à la dose de 150 à 200 grammes par jour en deux fois ; puis, s'il y a tolérance, on peut atteindre 1 litre, en ayant soin, lorsqu'il n'est pas d'une digestion facile, de le couper avec une eau minérale faiblement gazeuse.

La cure de raisin peut completer ou remplacer celle du petit lait. Elle consiste à manger du raisin à satiété en une fois, ou bien à en absorber 4 à 5 livres en quatre fois dans la journée. Elle devra se faire de préférence à la vigne, le matin à la rosee, le fruit à ce moment étant sensiblement laxatif et diurétique ; le malade peut arriver à une quantité journalière de 2 à 4 kilogrammes, quand la cure est exclusive. Sous l'influence de la cure, la circulation devient plus active, le pouls plus plein, plus ample ; les urines plus abondantes, les selles régulières, parfois diarrheiques, l'état general meilleur, les forces plus vives (A. Piatot).

L'*équitation* peut être permise à une allure très modérée. Quant à la bicyclette, elle doit être défendue surtout aux angineux, aux malades atteints d'affections dyspnéisantes, surtout de retrécissement mitral ou de cardiopathies artérielles. Cette question sera, du reste, étudiée plus tard.

Les *voyages* en automobile peuvent être autorisés, à la condition que les malades ne conduisent pas eux-mêmes et que la voiture soit fermée. Cependant j'ai vu des malades atteints de cardioptose être exposés à des troubles assez sérieux du côté du cœur : précordialgie, syncopes et lipothymies, accès de palpitations.

Je termine là ces quelques considérations générales sur l'hygiène et l'emploi des agents physiques chez les cardiaques, puisque, dans les leçons précédentes, j'ai suffisamment parlé de l'alimentation, des soins à donner pour les troubles digestifs, des exercices musculaires, de la gymnastique, du massage, de l'hydrothérapie et de la balnéothérapie.

### Conclusion.

En résumé, comme je l'ai établi dans diverses publications (1), et comme l'a démontré mon ancien interne M. Piatot, auteur d'une remarquable thèse sur « le traitement des maladies du cœur par l'hygiene et les agents physiques » (1898), le traitement hygiénique a une grande importance, puisqu'il cherche à prevenir, à éloigner la décompensation dans les maladies valvulaires en combattant les stases sanguines viscérales et péripherique, puisque, dans les cardiopathies artérielles, il contribue à alléger le travail du cœur en abaissant la pression vasculaire et à diminuer l'intoxication d'où procèdent presque tous les accidents. Dans les maladies fonctionnelles et les troubles fonctionnels du cœur, il rend les plus grands services en calmant l'excitabilité de l'organe, en atténuant la tachycardie et les palpitations, en agissant profondément sur la nutrition.

(1) H HUCHARD, Traite des maladies du cœur Thérapeutique appliquee de ROBIN. Consultations medicales.

Parmi les agents physiques, le massage et une gymnastique méthodique agissent directement sur la circulation en calmant l'éréthisme cardiaque et les diverses précordialgies (par le massage vibratoire précordial) ; en réveillant la contractilité du cœur (par le massage profond de la région précordiale) ; en augmentant ˎ la diurèse, la réceptivité médicamenteuse ; en activant la capacité respiratoire et en favorisant l'oxydation plus complète des produits de désassimilation ; en facilitant la resorption des œdèmes et la disparition des stases veineuses ; enfin en régularisant les fonctions digestives et intestinales par le massage stomacal et abdominal.

Les eaux minerales chlorurées-sodiques, faiblement minéralisées, thermales et radio-actives, les bains carbo-gazeux exercent une action très favorable sur la nutrition et la circulation périphérique ; celles-là contribuent également à activer la diurèse et l'elimination rénale dans les cardiopathies artérielles.

L'hygiène et les agents physiques ne parviennent certes pas à guérir les « cicatrices d'une blessure ». A défaut de guérisons anatomiques absolument impossibles, l'emploi de ces moyens contribue puissamment à obtenir des guérisons fonctionnelles.

# NEUVIÈME LEÇON

## LA THÉRAPEUTIQUE D'HIER ET DE DEMAIN



## *Thérapeutique d'hier.*

Dans les premières leçons, nous avons étudié surtout la
pathologie et la clinique. Avec l'anatomie pathologique et
la physiologie, elles constituent la *science* médicale. Dans
les dernières leçons, il a été surtout question de thérapeutique, qui est l'*art* médical, c'est-à-dire l'action, comme dit
Aristote.

Pour cette dernière conference, je réclame votre attention
très bienveillante dont j'ai grand besoin, puisqu'a l'occasion
du traitement des cardiopathies je veux aborder devant vous
une question scabreuse et difficile · la thérapeutique d'hier
et de demain.

Vous connaissez celle d'hier et d'aujourd'hui, avec ses incohérences, avec la richesse de ses médicaments opposée à la pauvreté des médications, avec ses incessantes fluctuations, parce qu'elle n'obéit a aucune loi précise et qu'elle n'est plus commandée ni dirigée par une doctrine. Inutile de vous en parler encore.

Dans la thérapeutique d'hier, dont il importe de poursuivre la réforme, comme je l'ai dit il y a déjà huit ans à mon discours de présidence de la Société de thérapeutique, j'ai vu beaucoup d'incertitudes, et j'en suis arrivé à mon âge à chercher encore ma voie ! .. Pour l'instant, je me réfugie beaucoup dans la physiothérapie, dans le traitement d'un grand nombre de maladies par les agents physiques et naturels, m'efforçant presque toujours de ne pas joindre la douleur des remèdes à la douleur du mal, et sachant bien, comme le dit, même exagérément Gœthe dans Faust, qu'entre certaines mains, « nos infernales drogues » données à tort et à travers, sans être guidées par les principes physiologiques, « ont fait plus de ravages que la peste ».

L'incertitude cessera le jour où tous les praticiens se pénétreront bien de cette idée que la thérapeutique vit à l'ombre de la physiologie, que la médecine est la physiologie de la maladie, du malade, du médicament ; où l'on adoptera ainsi une vraie « méthode en thérapeutique », comme je le disais encore en 1894 dans une leçon publiée par la « Gazette hebdomadaire de médecine et de chirurgie », une méthode qui ne sera plus exposée aux fluctuations incessantes de la science, si bien dépeintes par Montaigne : « Ainsi, quand il se présente à nous quelque doctrine nouvelle, nous avons grande occasion de nous en desfier et de considérer qu'avant qu'elle feust produiste, sa contraire estait en vogue ; et comme elle a été renversée par cette-cy, il pourra naistre à l'advenir une tierce invention qui choquera de même la seconde. »

Je vous ai mentionné les très faibles doses de digitaline (II à IV gouttes par jour de la solution au millième) à l'aide desquelles vous obtenez sur le myocarde une action tonique des plus remarquables. Eh bien, un médecin homœopathe, le D<sup>r</sup> Sieffert, auteur d'un bon traité de thérapeutique positive, m'écrit à ce sujet : « Cette dose correspond à la 3<sup>e</sup> dilution décimale de notre pharmacopée, et nous employons volontiers des doses plus fortes que les vôtres. »

Alors me voilà enrôlé dans le camp des disciples de Hahnemann ! A ce sujet, je veux vous dire nettement ma pensée.

La médecine doit rester une école de tolérance et surtout de modestie, pour des raisons, hélas ! à nous connues ; elle ne doit pas prendre une attitude superbe d'orgueil en face de théories adverses, parce que personne, parce qu'aucune École ne doit se croire dépositaire de la vérité. D'où qu'elle vienne, il faut l'accepter, cette éternelle vérité à laquelle la science a prêté un serment non moins éternel ; « elle demande beaucoup de temps pour soumettre les esprits, le vrai n'étant jamais victorieux dès qu'il se montre », comme disait le vieux Fontenelle ; et la circulation du sang elle-même a eu longtemps ses détracteurs de parti pris, parmi lesquels Riolan qui s'exclamait : « J'aime mieux me tromper avec Galien qu'être circulateur avec Harvey ! »

### *Mode d'action de certains médicaments.*

Pour « juguler » les maladies, suivant une assez mauvaise et habituelle expression, nous ne tenons pas suffisamment compte de la nature médicatrice, nous ne sommes pas toujours les collaborateurs de l'organisme qui fait et défait les affections diverses ; nous cherchons trop à supprimer un symptôme, quand il faut surtout faire disparaître la maladie, et d'ordinaire nous employons les médicaments à trop haute dose, sans bien connaître leur action physiologique sur l'homme sain et sur le malade. Il est cependant démontré, pour les préparations ferrugineuses, par exemple, comme pour tant d'autres remèdes, qu'au delà d'une certaine quantité le médicament traverse le tube digestif sans agir, à l'état de corps étranger et inerte, capable d'entraver ou de retarder l'œuvre de la guérison. Nous savons, et je l'ai dit il y a longtemps à la Société de thérapeutique, que l'acide chlorhydrique prescrit aux hypochlorhydriques n'agit à petite dose que par simple présence, et que, si l'on devait l'ordonner pour compléter la sécrétion gastrique insuffisante, il en faudrait des quantités que l'estomac ne pourrait jamais tolérer.

A ce sujet, dans la séance du 26 avril 1859, à l'Académie de médecine, Trousseau a prononcé sur l'action des médicaments des paroles qu'il faudrait toutes reproduire. Voici quelques passages que je livre à vos méditations et qui ont fait dire avec juste raison à l'un de ses contradicteurs qu'il y avait là « presque une doctrine homœopathique ».

« La question de l'action directe des médicaments et celle de leurs doses — disait Trousseau — sont deux questions qui se touchent et se confondent. Pour ma part, je ne suis pas convaincu que ce soit le médicament lui-même qui soit, par une influence toute directe, l'agent thérapeutique ; je ne crois pas, par conséquent, que la quantité de substance administrée soit de la plus haute importance » Et, pour montrer que les médicaments ont « une action purement dynamique », il cite les ferrugineux, qui, dans le traitement de la chlorose, agissent non pas « en s'introduisant en nature dans le sang pour y reconstituer la matière colorante des globules, mais plutôt en modifiant les fonctions assimilatrices ». Il montre encore le mercure, qui certainement ne peut agir dans la syphilis par « le contact direct du medicament avec chaque particule vivante » (1).

Telle était aussi l'opinion de Peter, disant que l'action de certains médicaments est plutôt qualitative que quantitative. M. Albert Robin exprime, mieux encore, presque la même idée : « Le médicament agit par dynamisme et non par sa masse »

Eh bien, en toute justice, je vous demande si tout cela n'est pas la paraphrase du précepte suivant d'une école adverse : « La nécessité de prendre une dose très faible ressort de ce qu'ici la puissance dynamique du médicament arrive au but, non par la quantité, mais par la qualité. »

D'autre part, les travaux récents de G. Le Bon sur la « dissociation de la matière et l'évolution des forces » (2), nous montrent dans l'atome un immense réservoir d'énergie, celle-ci se manifestant à l'extérieur sous forme d'électricité ou d'autres modalités de force, et l'on sait que des doses prodigieusement faibles de 1/300$^e$ de milligramme de métaux colloïdaux sont capables de déterminer des effets physiologiques caractérisés par l'accroissement des échanges, l'augmentation de l'urée et de l'acide urique. Tout ces corps ne se comportent que par « impression », comme disait autrefois Cullen, mieux appelée action de présence ou catalytique, et bien connue depuis longtemps.

Ainsi, l'oxygène et l'acide sulfureux, sans action l'un sur l'autre, s'unissent pour former de l'acide sulfurique en présence du noir de platine, sans que ce dernier inter-

(1) *Bulletin de l'Académie de medecine*, 1859, page 805
(2) G Le Bon, L'évolution de la matière, Paris, 1905  L évolution des forces, Paris, 1907. « C'est de l'energie intra-atomique libérée par la dématérialisation de la matière, dit G. Le Bon, que dérivent la plupart des forces de l'univers » — Cuvier avait dit autrefois  « La matiere n'est que dépositaire des forces , la matière passe et les forces restent »

vienne chimiquement dans la réaction. — Vous prenez un corps pur non phosphorescent (sulfures de calcium, de zinc, de strontium, de baryum). S'il est pur, il ne sera jamais phosphorescent. Si vous y ajoutez un millionnième de certains corps (bismuth, manganèse), il acquiert cette propriété merveilleuse et encore inexplicable de conserver la lumière, c'est-à-dire d'être phosphorescent (1). — A certaines diastases vous enlevez des quantités impondérables du manganèse qu'elles contiennent, et alors elles perdent leurs propriétés d'action de présence ou catalytiques En resumé, dans la chimie biologique, on reconnaît aujourd'hui que tous ces corps (enzymes, oxydases, diastases) n'agissent que par leur action de présence.

C'est bien là ce que l'on ignorait : l'importance des actions catalytiques dans la chimie des êtres vivants. Les médicaments n'agissent pas seulement par influence *chimique*, mais aussi et surtout en produisant des effets *physiques* par simple action de présence. Pour que celle-ci se réalise, les hautes doses sont inutiles et même nuisibles; « il faut, dit Le Bon, des doses faibles, infinitésimales, si réduites qu'elles aient chance de correspondre à un commencement de dissociation atomique ». Donc, l'action chimique ne pouvant être toujours invoquée, c'est l'activité physique qui prédomine, en agissant par une stimulation directe sur l'organisme, et les ferments métalliques semblent renforcer les chances de lutte contre l'infection si elles n'agissent pas sur le germe infectieux lui-même. Mais les remèdes spécifiques, comme le mercure et la quinine, doivent toujours être administrés à dose élevée.

Les eaux minérales, dont Boas a dit que leurs effets

(1) A dose presque infinitesimale, les sels de calcium agissaient, d'après DELEZENNE, en renforçant l'activité du suc pancréatique (*Academie de medecine*, 12 novembre 1907)

grandioses laissent notre thérapeutique médicamenteuse dans une assez pitoyable lumière, ne sont pas seulement douées de propriétés radio-actives. Elles renferment, outre les agents médicamenteux, des ferments divers, comme par exemple les eaux de Vichy et tant d'autres. C'est pourquoi elles agissent autrement et avec une puissance bien plus grande que si l'on prescrivait ces remèdes et le bicarbonate de soude à haute dose.

Les ions sont des fractions de molécules que les forces physiques ou biologiques, comme l'électricité, ont libérées de leurs combinaisons. Ces groupements moléculaires libérés ont des affinités exaltées que les anciens avaient entrevues quand ils parlaient de corps à l'état naissant. Ainsi, lorsqu'on met en contact avec un tube de Crookes une allumette phosphorée, les ions du phosphore, doués eux-mêmes d'une forte énergie radio-active, se dissocient; il est possible de les projeter sur un écran, ce qui amplifie nettement le phénomène. La question de l'ionisation des eaux minérales est donc très importante. « N'a-t-on pas observé, dit Albert Robin, que la pression osmotique des eaux minérales est supérieure à celle d'une simple solution des mêmes sels dans les mêmes proportions ? Arrhénius est parti de ses recherches sur la conductibilité électrique pour admettre que, dans ces eaux, il existait un certain nombre d'éléments dissociés auxquels on donne le nom d'ions libres, dont l'activité nous fournit une nouvelle explication de l'action thérapeutique si manifeste et jusqu'ici incompréhensible de certaines eaux très peu minéralisées, puisque la facilité avec laquelle ces eaux peuvent dégager leur énergie importe davantage que le quantum même de leur énergie latente. »

D'autre part, en vous signalant l'importance des troubles fonctionnels dans les maladies du cœur, je vous ai démontré que c'est à eux que la thérapeutique doit surtout s'adresser. Telle est aussi l'opinion de mon savant collègue et ami Albert Robin, que j'aime à citer parce que nous partageons, je crois, les mêmes opinions sur beaucoup de choses, — sauf sur le vesicatoire, ce qui a fait dire que nous n'etions séparés que par l'épaisseur d'un emplâtre, — il oppose judicieusement à l'organicisme anatomique grossier l'organicisme fonctionnel, ajoutant que la « thérapeutique doit tenter d'influencer les fonctions si elle veut modifier les organes » Et c'est dans cet esprit qu'il a employé des doses infinitésimales avec trois centièmes de milligramme de ferments métalliques.

Voilà des exemples devenant autant d'arguments irréfutables en faveur d'une nouvelle évolution thérapeutique. Il y a trop longtemps que se disputent Hippocrate et Galien; il faut tâcher de les reconcilier. Mais on n'y arrivera pas, si l'on continue à étudier l'action physiologique des médicaments sur les animaux, en se servant trop souvent de doses fortes et même toxiques. Car, nous ne devons pas demander ce qui fait mourir par les remèdes, mais ce qui fait vivre par eux, en se rappelant toujours que l'organisme se défend de lui-même contre la maladie. Or, s'il est important dé savoir avec Galien comment il est attaqué par elle, je crois plus important encore d'apprendre avec Hippocrate comment il se défend.

### *Action primitive et action secondaire des médicaments*.

Il faut savoir et admettre que tout médicament possède deux actions : l'action *primitive* et l'action *secondaire*, celle-ci opposée à la première. Ainsi, la morphine détermine d'abord une légère elévation de la température avec augmentation des pulsations, de la diurèse et accroissement de la force musculaire, ensuite un abaissement du chiffre thermique avec diminution de la diurèse et résolution musculaire. De même, la digitale produit d'abord de l'oligurie, une légère tachycardie avec augmentation de la tension artérielle, bientôt suivies de phénomènes contraires. C'est ainsi que des doses faibles de médicament s'arrêtent à l'action primitive, que des doses très fortes suppriment l'action primitive et produisent d'emblée l'action secondaire, à l'exemple de la strychnine à très haute dose, qui donne lieu à une paralysie sans effets tétanisants préalables. Ces faits confirment une loi de thérapeutique bien connue : « Les petites doses exaltent l'activité vitale, les doses moyennes la renforcent, les doses fortes souvent la dépriment, les doses excessives la suppriment toujours. »

Il faut savoir encore et admettre que tous les remèdes produisent à haute dose l'effet inverse de celui qu'ils réalisent à dose faible. Ainsi la digitale tonifie ou affaiblit le cœur suivant les doses ; le café, ordinairement excitant, devient narcotique à doses infimes ; l'opium, narcotique aux doses habituelles, devient un excitant à faible dose, l'alcool excite à faible dose et paralyse à dose plus élevée, comme le vin qui soutient ou anéantit les forces Le bismuth constipe aux doses habituelles et combat la constipation, d'après Hayem, avec 15 ou 30 grammes.

Rien n'est plus vrai que cet antagonisme d'action entre les petites et les fortes doses. C'est ainsi que Magendie et Pelletier ont autrefois déterminé chez les animaux des foyers de congestion pulmonaire et d'hépatisation par de faibles injections d'émétine, tandis qu'avec une quantité toxique Pécholier avait obtenu une sorte d'anémie pulmonaire C'est ainsi que parfois, et sans avoir besoin d'invoquer une susceptibilité particulière ou idiosyncrasique des nerfs vaso-dilatateurs (ce qui n'explique rien), on a pu constater avec la strychnine et avec 4 grammes d'ergotine,

un certain état fébrile avec rougeur de la face, ou encore
des accidents congestifs avec de petites quantités d'acéta-
nilide (1).

Tout cela est rigoureusement exact. Mais, ce qui ne l'est
pas, c'est l'exagération des doses absolument impondérables
qu'à la fin de sa vie Hahnemann, dans un accès d'illumi-
nisme et de mysticisme, avait fini par recommander : une
première dilution au 100ᵉ, une deuxième au 10 000ᵉ, une
troisième au 1 000 000ᵉ, et la trentième s'exprimant par
l'unité suivie de 60 zéros ! Et c'est ainsi que des auteurs parlent
de la guérison d'une affection chronique rebelle par une dose
unique de médicament à la 12 000ᵉ dilution ! Les petites doses
ont des limites, et je suis en mesure d'affirmer que, si la
digitaline à un quinzième de milligramme produit encore
quelques effets cardiotoniques, avec un trentième de milligramme qui n'est cependant pas encore une quantité im-
pondérable, l'action du médicament peut être considérée
comme absolument nulle

Du reste, un savant et très honorable médecin, P. Jousset,
dont on ne saurait trop admirer la féconde et juvénile
ardeur de ses quatre-vingt-huit ans, réprouve ces exagérations dans un article dont le titre indique suffisamment
l'esprit et les tendances : « Où nous ne voulons pas aller (2) ».
Il n'abandonne pas pour cela les doses très faibles et infinitésimales, et dans des pages remarquables sur « la constitution
de la thérapeutique », il montre judicieusement une goutte
de tuberculine de Koch injectée dans le tissu cellulaire d'un
phtisique, mêlée au sang dans toute la circulation, ayant
traversé le foie et étant arrivée à la lésion tuberculeuse du
poumon à l'état de quantité infime, capable cependant
d'allumer une fièvre intense et de tuer un malade. Et,
ajoute-t-il, qui dira le poids de la toxine diphtérique qui,

(1) R. Lépine (de Lyon), *Semaine medicale,* 1891 et 1892.
(2) *Art medical,* janvier 1907

après avoir été élaborée dans l'organisme d'un cheval, est contenue dans le sérum de Roux?

### Loi de similitude.

Nous arrivons maintenant à la doctrine hippocratique de la *loi de similitude*, vieille comme la médecine, que Pasteur a victorieusement appliquée et sanctionnée par ses immortelles découvertes. Hippocrate avait dit : «La maladie est guérie par les semblables qui l'ont faite.» (*Similia similibus curantur*). Il avait dit aussi : *vomitus vomitu curatur*, et en guérissant le choléra par l'hellébore blanc qui produit des accidents cholériformes, il avait joint l'exemple au précepte.

Des siècles se sont ensuite écoulés jusqu'à Paracelse, qui avait modifié légèrement la formule (*simili sui simile curat*), jusqu'à Stahl mort vingt ans avant la naissance d'Hahnemann, et qui, après avoir proposé de traiter les « aigreurs de l'estomac par l'acide sulfurique », écrivit ces lignes · « La règle admise en médecine de traiter les maladies par des remèdes contraires ou opposes aux effets qu'elles produisent est complètement fausse et absurde. Je suis persuadé que les maladies cèdent aux agents qui déterminent une affection semblable ». Il aurait dû dire : des symptômes presque analogues

Cette règle est certainement fausse dans beaucoup de cas ; car, ainsi que le dit P. Jousset, qu'est-ce que le contraire de la pneumonie, de la fièvre typhoïde ou de la diphtérie ? Et puisque je parle de diphtérie, est-ce que le sérum antidiphtérique n'est pas une médication semblable à la maladie ? Pour guérir une maladie infectieuse, Pasteur se sert du microbe qui lui a donné naissance, il emploie ce microbe à dose atténuée, et il arrive ainsi à la démonstration expérimentale du vaccin de Jenner, à l'immu-

nisation et a la guérison des maladies par les cultures atté-
nuées des microbes, ce qui a conduit, par une autre méthode
d'atténuation plus grande encore, à la découverte de la
sérumthérapie par le sérum d'animaux immunisés.

Est-il possible alors de nier que les découvertes thérapeutiques sur le choléra des poules, le tétanos, la rage, la peste,
la fièvre typhoïde, la morsure des serpents venimeux, procèdent de la loi de similitude? Ne voyez-vous pas que nous
avons été et sommes toujours des hippocratistes incon-
scients, quand Sennert autrefois guérissait la suette par les
sudorifiques, lorsque Piorry recommandait le piment contre
les hémorroïdes, lorsque Trousseau établissait l'inflammation substitutive, quand Hippocrate employait la cantharide
dans certaines hydropisies, quand Lancereaux, après Rayer,
prescrit le même médicament à petite dose dans la néphrite
parenchymateuse, quand Charcot ordonne le sulfate de quinine et le salicylate de soude contre la maladie de Ménière,
quand on arrive à supprimer des bourdonnements rebelles
d'oreilles avec 1 centigramme de sulfate de quinine une ou
deux fois par jour pendant quelques semaines, quand nous
voyons la pilocarpine triompher d'une sialorrhée rebelle,
l'antipyrine de l'urticaire, la trinitrine de certaines céphalal-
gies, le calomel de la dysenterie, quand nous voyons encore
l'organothérapie (improprement appelée opothérapie) opé-
rer de si fréquentes guérisons, quand le corps thyroïde
donné à petites doses dans certains cas de goitre exophtalmique en fait disparaître tous les symptômes? Et que veut
dire cette phrase que je viens de lire dans une remarquable
étude de Léopold Lévi et Rothschild sur le nervosisme thy-
roïdien : « La thyroïdine, suivant les doses, est capable de
produire ce qu'elle est capable de faire disparaître » (1)?
Sans doute, tous ces faits sont difficiles à comprendre, et

_______________

(1) *Société médicale des hôpitaux*, 5 juillet 1906.

Hahnemann se trompait étrangement en prétendant que le remède produisait une maladie médicamenteuse plus forte que la maladie naturelle. D'autre part, Hunter en disant que deux états analogues ne peuvent subsister en même temps dans l'organisme, et Trousseau en imaginant « l'action substitutive » d'une médication, n'ont donné aucune explication du fait. Mais, comme l'a dit Arago, où en serions-nous si nous nous mettions à nier tout ce que nous ne pouvons pas encore expliquer ?

Les faits sont là, ils ont leur éloquence, beaucoup plus que tous les raisonnements du monde. Et ici les faits réunis forment un édifice solidement cimenté par l'expérience, tant il est vrai, qu'on établit la science à l'aide des faits, comme on bâtit une maison à l'aide des pierres, avec cette restriction, — ajoute Poincaré, — « qu'une accumulation de faits n'est pas plus une science qu'un tas de pierres n'est une maison ».

### Loi des contraires.

Il faut savoir être éclectique, et, si la thérapeutique des maladies internes obéit le plus souvent à la loi de similitude, elle doit aussi, dans des cas bien déterminés, observer la loi des contraires ainsi formulée par Galien : « La guerison n'étant que le changement d'un état anormal du corps à l'état normal, et ces deux états étant opposés l'un à l'autre, il en résulte que la santé ne pourra être rétablie que par ce qui est contraire à la maladie. » Telle est la thérapeutique de la cause ou encore du symptôme.

C'est ainsi qu'on emploie la morphine et les opiacés dans la douleur, les névralgies, les coliques néphrétiques ou hépatiques, les purgatifs contre la constipation, les hypnotiques divers contre l'insomnie, l'électricité contre les paralysies, l'hydrothérapie, la gymnastique et le massage contre des états divers, l'eau froide contre l'hyperthermie, les rayons X pour agir sur la nutrition des tissus ; et l'asepsie chirurgicale, l'ouverture d'un abcès, la ligature d'une artère s'inspirent de la même maxime. Mais il ne s'agit alors trop souvent, ajoute P. Jousset, que d'une médication palliative, et, quand on supprime la douleur dans les péritonites et les coliques hépatiques, quand on reussit à abaisser la temperature dans une maladie febrile, ne fait-on pas seulement de la médication symptomatique, ne supprime-t-on pas du même coup, suivant l'expression saisissante de Peter, la « sentinelle vigilante » qui instruit sur le danger ? Ne connaît-on pas les déceptions de l'antisepsie médicale dans les maladies infectieuses, comme les insuccès constants de cette thérapeutique qui cherche toujours la guérison des maladies dans la destruction du microbe pathogène ? C'est l'organisme qui fait et défait les maladies ; c'est le terrain qui fructifie la graine ; c'est donc au terrain qu'il faut d'abord s'adresser  « La médication palliative annihile la médication curative , elle n'est légitime que chez les incurables ou dans le traitement des accidents de courte durée, mais qui par leur intensite sont absolument insupportables ou même menacent l'existence (1). »

### *Thérapeutique de demain.*

Par ces considérations de thérapeutique générale sur lesquelles j'ai désiré terminer ces leçons sur les maladies du cœur, je vous ai montre la thérapeutique de demain.

Au début de mon cours, je n'ai pas voulu vous faire de profession de foi, la réservant pour la fin. Je vous la donne aujourd'hui après une longue incubation de ma pensée ; et, au milieu de l'incohérence thérapeutique, du « chaos thérapeutique » (le mot est de Trousseau et de mon ami Albert

_______

(1) P Jousset, La constitution de la thérapeutique (*Art medical*, 1902).
— L'éclectisme en thérapeutique (*Art médical*, 1907)

Robin) où nous nous débattons depuis des siècles, après vous avoir démontré ce qu'était la thérapeutique d'hier, j'ai voulu vous désigner celle de demain, j'ai voulu protester par l'exemple contre cette parole décourageante de Marchal (de Calvi) : « Il n'y a plus en médecine, depuis longtemps, ni principes, ni foi, ni loi. » Les principes, je vous les ai montrés, en appuyant ma foi thérapeutique sur des lois solides. Il ne faut pas être de ceux qui disent : Périsse le malade plutôt qu'un principe ! Il faut être de ceux qui donnent l'exemple d'une complète indépendance de pensée et d'action, sans se préoccuper du bruit fait autour de nous et sans tenir compte des passions humaines qui trop souvent obscurcissent nos esprits et entravent notre mission, celle de guérir. Car, pendant nos disputes scolastiques, le malade souffre, il a l'ennui de mourir et le désagrément d'être trop souvent autopsié.

Toutes ces questions vont vous paraître, comme à moi, un peu troublantes. Si j'ai réussi à réconcilier pour toujours Hippocrate et Galien, à terminer enfin cette éternelle querelle entre Gibelins et Guelfes, à faire tomber quelques barrières séparant les hippocratistes et les galénistes, si j'ai réussi à démontrer qu'il faut être l'un et l'autre suivant les indications, vais-je encourir, près des demi-Dieux de l'Olympe médical, une excommunication majeure, parce que j'aurai reconnu une parcelle de vérité dans certaines doctrines entachées d'erreur, seulement par leur exagération. Que m'importe ! Je serai peut-être vaincu pour un instant, mais sans être convaincu, et mon excuse doit être dans l'ardeur et la sincérité de ma foi thérapeutique.

Après un long et sévère réquisitoire de plus de trente pages contre les théories Hahnemanniennes dans l'introduction à son Traité de thérapeutique et de matière médicale,

Trousseau, pensant avec raison qu'on ne condamne pas un système par le silence, a eu le courage de reconnaître que « la doctrine homœopathique, considérée dans l'idée générale sur laquelle elle repose, ne mérite certainement pas le ridicule que les applications thérapeutiques des homœopathes lui ont valu ». Car, ajoute-t-il, « de toute évidence, les phlegmasies locales guérissent souvent par l'application directe des irritants qui causent une inflammation analogue, inflammation thérapeutique qui se substitue à l'irritation primitive ».

Ce que j'ai voulu vous montrer, à mon tour, c'est l'exactitude de deux préceptes sur lesquels la doctrine médicale doit s'appuyer : la guérison d'assez nombreuses maladies par les semblables d'après Hippocrate, et l'action des petites doses de médicaments, à la condition que celles-ci, en dehors de l'organothérapie, ne soient pas impondérables. Ce que j'ai voulu vous démontrer encore, c'est que la plupart des médicaments tirés du règne végétal, et en particulier la digitale, qui a pour vertu merveilleuse de s'éliminer lentement, doivent être souvent prescrits à petites doses ; tandis que les médicaments tirés du règne minéral (bromures, iodures, etc.), s'éliminant rapidement, doivent être ordinairement donnés à doses massives et répétées, pour des raisons que je vous ai suffisamment expliquées, surtout dans le but d'en imprégner toujours l'organisme.

Mais, avec Trousseau, je m'élève énergiquement contre les « écarts délirants et les excentricités d'imagination » des thaumaturges qui parlent de guérisons possibles avec des doses insensées à la 100e, à la 20 000e et même à la 500 000e dilution, avec des remèdes prescrits à doses absolument impondérables et d'une infinitésimalité sans limites, comme d'une action médicamenteuse extraordinairement multipliée par les nombreuses succussions d'un flacon (1) ; contre l'assimilation absolue d'une maladie médicamenteuse à la maladie naturelle, des ulcérations mercurielles aux ulcérations syphilitiques, de la sécheresse pharyngienne et des efflorescences cutanées produites par la belladone à l'angine et à l'éruption scarlatineuses ; contre les doctrines exagérées qui prennent leur point d'appui hors de l'organisme et qui veulent toujours que « la vertu du médicament consiste dans l'ensemble des symptômes de la maladie artificielle qu'il produit » ; enfin contre l'interprétation donnée à la minutie d'une observation intensive et inexacte des moindres accidents constatés à la suite de l'administration des médicaments chez l'homme sain. Vous voyez ainsi que, si je suis beaucoup Hippocratiste, je suis bien eloigné de la pratique et des doctrines Hahnemanniennes, ne gardant que l'application des deux préceptes dont je vous ai démontré la vérité.

Il faut être avec Hippocrate quand il proclame que la nature se charge de guérir les maladies et que la médecine n'a toujours qu'une mission, celle de l'aider dans son œuvre ; avec Celse lorsqu'il dit si sagement que l'expérience et non la dispute fait le médecin comme le laboureur et le pilote ; avec Sydenham affirmant que la maladie elle-même n'est autre chose qu'un « effort de la nature qui, pour conserver le malade, travaille de toutes ses forces à evacuer la matière morbide » ; avec Laennec, notre Hippocrate français, qui depuis sa thèse inaugurale de 1804 (propositions sur la doctrine d'Hippocrate) a été toujours si enthousiaste des préceptes du père de la médecine qu'il en proclama la pérennité au milieu de tous les changements et boulever-

---

(1) Il n'y a rien de nouveau sous le soleil, et Lucrèce avait dit que « la nature agit au moyen de corps imperceptibles » *Corporibus cœcis igitur natura gerit res* — Au sujet des dilutions, il est utile de faire remarquer que certains remèdes agiraient mieux a la trentième, fait qui mérite d'être confirmé

sements de systèmes, de cette doctrine dont « le majestueux édifice peut encore être offert sans crainte, après vingt-cinq siècles, à l'examen le plus severe et a l'admiration des médecins observateurs »

## *Éclectisme ; Conclusion*

J'ai lu quelque part que la littérature possède deux écoles : celle des myopes et celle des presbytes N en serait-il pas de même de la science, et n'aurait-elle pas ses myopes avec un microscrope dans l'œil où tout se grossit, qui voient tout par le menu, etudiant chaque objet, chaque contour isolément au milieu d'un nuage où ils ne distinguent plus rien, tandis que les presbytes qui embrassent l'ensemble, éclaircissent les nuages où les détails restent un peu dans la penombre avec la vision generale et synthétique des choses ? En littérature, comme en science, les deux écoles se font la guerre. « Vos personnages n'ont pas de muscles, » disait Théophile Gautier à Mérimée, auquel il reprochait certaine presbytie littéraire. — « Et les vôtres n'ont que des draperies, » ripostait Merimee.

Eh bien, en médecine, il faut savoir à la fois être presbyte et myope ; on doit la comprendre, l'étudier a la fois dans son ensemble et ses détails pour ne pas y voir rien que des draperies ou des muscles. C'est pourquoi il convient d'être éclectique, galéniste et hippocratiste suivant les indications

Dans ces leçons, qui seront peut-être les dernières de mon enseignement, — a moins qu'un renouveau d'enthousiasme et de force ne vienne encore m'aiguillonner, — j'ai voulu vous faire partager ma foi thérapeutique; vous demontrer que, pour obtenir la verite scientifique, il faut la mériter et qu'on ne la mérite que par le travail dans le silence ; vous convaincre de la curabilité de beaucoup de maladies du cœur, et protester ainsi contre les paroles de Corvisart et surtout de Broussais, prétendant que ce sont « des maladies de simple curiosité qui ne fournissent rien à la thérapeutique » ; vous instruire sur une conception nouvelle des cardiopathies ; et après avoir, comme le voyageur, jeté un regard en arrière pour mesurer le long chemin parcouru, j'ai voulu enfin montrer à nos successeurs les semences déposées dans le terrain scientifique.

Ce mot de « semences » me rappelle une véritable vision que j'ai eue autrefois et qui n'est jamais sortie de mon souvenir. Je vais vous raconter ce que j'ai réellement vu, sans que vous pensiez à un artifice de langage.

Par un gris soir d'automne, je vis revenir à son logis, après une rude journée de labeur, un vieux semeur courbé par l'âge et la fatigue, regardant d'un air songeur les terres que son bras encore vigoureux avait ensemencées.

Soudain, sa figure s'illuminant d'un éclair de joie et d'espérance, il me dit : « Sur ces terres, je ne verrai peut-être pas pousser les graines ; mais qu'importe ! Ce sont mes héritiers, mes enfants ou mes successeurs qui feront d'abondantes moissons. » Alors, j'eus devant moi l'image rêvée par le poète, ou la statue peut-être conçue par l'artiste, de l'homme, cet éternel semeur. Et aujourd'hui, en terminant, je crois voir et contempler la statue ; elle s'anime, elle parle, elle vous dit : « Vous, les jeunes, pleins d'avenir et d'espérance,... remuez, remuez encore, remuez toujours la terre, et faites lever les semailles ! »

# TABLE DES MATIÈRES

**E. LITTRÉ**
Membre de l'Institut
(Acad Française Inscriptions et Belles Lettres)
Membre de l'Académie de médecine

**A. GILBERT**
Professeur de Thérapeutique
à la Faculté de médecine de Paris,
Membre de l'Académie de médecine


# Dictionnaire de Médecine

## de Chirurgie, de Pharmacie

### *ET DES SCIENCES QUI S'Y RAPPORTENT*

Vingt et unième Édition entièrement refondue

*1908  1 vol  gr  in-8 de 2000 pages à 2 colonnes avec 1000 figures nouvelles*
*Broche* **25 fr** | *Relie* . . **30 fr.**

Le *Dictionnaire de médecine de Littré* est certainement le plus grand succès de la librairie médicale de notre époque, et il s'explique non seulement par la valeur scientifique du livre, mais par la nécessité, quand on lit ou qu'on écrit, d'avoir pour la recherche d'une étymologie ou d'une définition, un guide sûr et méthodique

Ce *Dictionnaire* — dont l'etendue s'explique par sa compréhension même, puisqu'il embrasse à la fois les termes de médecine, de chirurgie, de pharmacie, des sciences qui s'y rapportent — présente dans des articles nécessairement tres courts, mais substantiels, un résumé synthétique des connaissances actuelles sur les sujets qu'il embrasse

*Cent soixante quinze mille exemplaires* vendus de ce *Dictionnaire de médecine* sont le témoignage le plus éclatant de sa haute valeur et de sa grande utilité pour tous ceux qui veulent se tenir au courant des progrès des siences contemporaines

C'est une œuvre rédigée avec une précision et une netteté admirables, illustrée de figures d'une excellente exécution, semées à profusion dans le texte

Il y a cent ans que parut la première édition du *Dictionnaire de médecine* de NYSTEN, devenu par la suite *Dictionnaire de médecine de* LITTRE

Voici que, nouveau phénix, il renait de ses cendres  Un grand travailleur. doublé d'un éminent médecin, le professeur GILBERT, vient de remanier l'antique dictionnaire de fond en comble, avec la collaboration du D<sup>r</sup> MARCEL GARNIER, médecin des hôpitaux de Paris  Ils en ont fait une œuvre nouvelle et considérable (2000 pages et 1000 figures) bien à jour et qui, par suite, sera d'une extrême utilité pour les étudiants comme pour les médecins  Les uns pourront y apprendre beaucoup de choses et être sûrs que les descriptions sont exactes et au courant de la science  Les autres y retrouveront souvent le détail oublié, le point particulier qu'on sait au moment et dont on ne se souvient plus après quelques semaines. De nombreuses figures nouvelles illustrent et éclairent le texte

Le *Dictionnaire de médecine* de LITTRE est un véritable monument historique  Et il a cela de particulier qu'il peut indéfiniment se rajeunir, lorsque des maîtres comme le professeur GILBERT en donnent de nouvelles éditions  Celle-ci formera une bonne encyclopédie de choses médicales, le *Larousse* de notre art médical bien illustré, sévèrement revisé  Au reste, le nom du professeur GILBERT n'est-il pas la meilleure garantie de sa valeur ?

Il est difficile d'analyser un pareil ouvrage  En le feuilletant page par page, on se rend compte facilement que pour chaque mot tout est dit, résumé en quelques phrases concises et précises, au courant des dernières découvertes de la science.

Ce Dictionnaire rendra service à tous, même aux plus documentés

# Précis d'Anatomie Pathologique

# PRÉCIS
# de Pathologie générale

PAR LES DOCTEURS

**H. CLAUDE**
Professeur agrégé à la Faculté de médecine de Paris.

**J. CAMUS**
Ancien interne des hôpitaux

1908 1 vol petit in-8 de 650 pages, cartonné . 12 fr.

# Traité Élémentaire de Pathologie Générale

PAR MM.

**H. HALLOPEAU**
Professeur agrégé à la Faculté de médecine de Paris

**E. APERT**
Médecin des hôpitaux de Paris

6e *édition*. 1904, 1 vol. in-8 de 952 pages, avec 192 figures.... . ... 12 fr.

Présenté sous une forme succincte qui le met à la portée des élèves en méde cine et des praticiens, ce livre peut servir d'introduction aux traités de pathologie médicale et chirurgicale : il est nécessaire, en effet, avant d'aborder l'étude de chaque maladie en particulier, de savoir ce que c'est que la maladie en général ; avant de s'occuper des inflammations et des gangrènes de tel ou tel organe, il faut connaître les caractères généraux de l'inflammation et de la gangrène, et l'on ne peut comprendre la symptomatologie d'une affection déterminée, si l'on n'a pas étudié préalablement le mode de production et la physiologie des troubles fonc tionnels auxquels elle donne lieu On voit que l'intérêt pratique de ces études va de pair avec leur importance théorique

Dans cette nouvelle édition, MM. HALLOPEAU et APERT se sont efforcés d'expo ser très complètement les notions nouvelles dues aux progrès de la science sur les toxines, les antitoxines, l'immunité, les anticorps, et les nouveaux procédés de recherches cliniques · élimination provoquée, division des urines, cryoscopie, sérodiagnostic, cytodiagnostic etc.

---

Tableaux synoptiques de Pathologie générale, par le Dr COUTANCE. 1899, 1 vol. gr. in-8 de 200 pages, cartonné..................................... ......... 5 fr.

---

# Tableaux synoptiques de Pathologie interne

### Par le Dr VILLEROY

2e *édition*. 1899, 1 vol. gr. in-8 de 224 pages, cartonné................. 5 fr.

---

# Aide-Mémoire de Pathologie interne

### Par le Professeur Paul LEFERT

6e *édition*. 1899, 1 vol. in-18 de 858 pages, relié maroquin souple........ 10 fr

---

Eléments de Pathologie médicale, par MM. A. LAVERAN, membre de l'Institut et de l'Académie de médecine, et J. TEISSIER, professeur à la Faculté de médecine de Lyon, médecin des hôpitaux. 4e *édition*. 1894, 2 vol. in-8 de 1856 pages, 125 figures , . . . ......... 22 fr.

# PRÉCIS
# DE THÉRAPEUTIQUE

## Par le Dr H. VAQUEZ

Professeur agrégé à la Faculté de médecine de Paris,
Medecin de l'hôpital Saint-Antoine

1907, 1 vol petit in-8 de 492 pages cartonne . .......... . .... 10 fr.

---

# Traité Élémentaire
# DE THÉRAPEUTIQUE
## De Matière médicale et de Pharmacologie

### Par A. MANQUAT

Professeur agregé a l'École du Val-de-Grâce

5e *édition*, 1903. 2 vol in-8, ensemble 2104 pages................ ..... 24 fr.

Quatre editions en dix ans prouvent la faveur croissante de ce remarquable traite que tout elève doit étudier, que tout praticien doit consulter. C'est le livre qui donne le plus exactement reflet de la therapeutique en France

M Manquat etait répétiteur de therapeutique à l'École du service de santé de Lyon lorsqu'il a publie la 1re edition de son livre, c'est là qu'il a connu les besoins des etudiants, c'est dans ce milieu d'enseignement qu'il a conçu un traite de thérapeutique didactique et pratique Lors de la 2e édition, il etait devenu professeur agrége à l'Ecole d'application du Val-de-Grâce Là aussi, il était dans les meilleures conditions pour apporter encore des ameliorations a ce livre qui, maintenant, possède toutes les qualites exigees d'un livre destiné à l'enseignement

Grâce a ses frequentes reimpressions, il est toujours au courant ; l'auteur a revu avec un soin tout particulier la 5e édition , il a tenu a n'oublier aucune des nouveautes thérapeutiques.

« C'est, dit M Huchard, un guide sûr pour les praticiens ; c'est un ouvrage que je consulte souvent, avec grand profit et qui fait le plus grand honneur au travail, a la science de son auteur.

---

# Tableaux synoptiques de Thérapeutique

## Par le Dr H. DURAND, Ancien interne des hôpitaux

1899, 1 vol. gr in-8 de 208 pages, cartonné.. .. . 5 fr.

---

Aide-mémoire de Thérapeutique, par le professeur P Lefert. 1906, 1 vol in-15 de 318 pages, cartonne........ . . .. . .. . 3 fr

---

# Mémorial Thérapeutique

## Par C. DANIEL, Interne des hôpitaux de Paris

1903, 1 vol in-32 de 240 pages, sur papier indien  2 fr 50. Relié  3 fr 50.

# Guide Formulaire de Thérapeutique

## Par le D<sup>r</sup> HERZEN

5<sup>e</sup> *édition* 1908, 1 vol. in-16 de 836 pages, relié maroquin souple, tête dorée   10 fr

Ce formulaire a pour but de donner au médecin un schéma des cas particuliers qu'il peut être appelé à soigner. Les formules sont simples et bien choisies L'auteur a adopté l'ordre alphabétique des maladies, qui permet de s'orienter facilement dans un cas donné. La thérapeutique de chaque maladie embrasse les diverses phases qui demandent un traitement spécial, les diverses formes, les complications, les symptômes dominants.

Il n'existe pas de formulaire d'aussi pratique, où il soit tenu compte dans une aussi large mesure des indications si variées qui peuvent se présenter dans le cours d'une même maladie.

---

# NOUVEAU FORMULAIRE MAGISTRAL

## de Thérapeutique clinique et de Pharmacologie

### Par le D<sup>r</sup> O. MARTIN

### Préface du Professeur GRASSET

3<sup>e</sup> *édition* 1908, 1 vol. in 18 de 924 pages, relié tête dorée.. .. ... ...   10 fr.

Formulaire Officinal et Magistral International, par le professeur J. JEANNEL. 4<sup>e</sup> *édition*. 1886, 1 vol. in-18 de 1044 pages, cartonné.... ...........   3 fr.

Formulaire des Médications nouvelles, par le D<sup>r</sup> H. GILLET, ancien interne des hôpitaux de Paris. *Nouvelle édition*. 1904, 1 vol. in-18 de 264 p., cart...   3 fr.

---

# FORMULAIRE

## DES

# Médicaments Nouveaux

## Par H. BOCQUILLON-LIMOUSIN

### PREFACE DU D<sup>r</sup> HUCHARD

20<sup>e</sup> *édition* 1908, 1 vol in-18 de 300 pages, cartonné ..... ... .. ..   3 fr

---

Formulaire de l'Antisepsie et de la Désinfection, par BOCQUILLON-LIMOUSIN. *Nouvelle édition*. 1905, 1 vol. in-18 de 340 pages, avec figures, cartonné .   3 fr.

Formulaire des Eaux minérales, de Balnéothérapie et d'Hydrothérapie, par E. DE LA HARPE. 1896, 1 vol. in-18 de 300 pages, cartonné..........   3 fr.

Formulaire des Stations d'hiver et de Climatothérapie, par E. DE LA HARPE. 1896, 1 vol. in-18 de 303 pages, cartonné.....................   3 fr.

Formulaire d'Hydrothérapie, par le D<sup>r</sup> O. MARTIN. 1900, 1 vol. in-18 de 252 p., avec 17 figures, cartonné.............................   3 fr.

Formulaire du Massage, par le D<sup>r</sup> NORSTROM. 1895, 1 vol. in-18 de 268 pages, avec figures, cartonné.............................   3 fr.

---

# L'Art de Formuler

## Indications. – Mode d'emploi. – Posologie des médicaments usuels

### Par le D<sup>r</sup> BREUIL

1903, 1 vol. in-18 de 344 pages. Format portefeuille avec répertoire, cart.   4 fr.

# TRAITÉ D'HYGIÈNE

PUBLIÉ EN FASCICULES SOUS LA DIRECTION DE MM.

## P. BROUARDEL
DOYEN HONORAIRE DE LA FACULTÉ DE MÉDECINE DE PARIS
MEMBRE DE L'INSTITUT

| A. CHANTEMESSE | E. MOSNY |
|---|---|
| PROFESSEUR D'HYGIÈNE | MÉDECIN |
| A LA FACULTÉ DE MÉDECINE DE PARIS | DE L'HOPITAL SAINT-ANTOINE |
| MEMBRE DE L'ACADEMIE DE MÉDECINE | MEMBRE DU COMITÉ CONSULTATIF D'HYGIÈN |




*Les fascicules soulignés d'un trait noir sont en vente.*

L'ouvrage complet coûtera environ 125 francs.

*On peut souscrire en envoyant un acompte de 60 francs à la Librairie J.-B. Baillière*
Chaque fascicule se vend séparément.

**Chaque** fascicule se vend également *cartonné* avec un supplément de 1 fr 50

# Traité de Diagnostic Médical
## et de Sémiologie
### Par F.-O. MAYET
Professeur à la Faculté de médecine de Lyon, Médecin des hôpitaux de Lyon

1898-1899, 2 vol. gr. in-8 de 1623 pages, avec 191 figures. . . . . **24 fr**

Ce qui donne à l'ouvrage de M. le professeur Mayet un très grand intérêt, et ce qui contribuera à lui faire valoir de la part du public médical un accueil très favorable, c'est le luxe de développement avec lequel sont exposées certaines notions diagnostiques très écourtées même dans les meilleurs traités.

Les descriptions cliniques sont concises et frappantes; mais là n'est pas l'unique qualité du livre. M. Mayet qui a beaucoup vu dans sa carrière médicale déjà longue, aurait pu se contenter de consigner dans ce traité les résultats de son expérience clinique, il a voulu faire encore mieux, et a pensé que la science du diagnostic devait bénéficier de la nouvelle orientation de la médecine et devait être la résultante de toutes les données histologiques, cliniques, bactériologiques, anatomiques, etc. En les mettant à contribution, il n'a pas fait une compilation stérile, mais une œuvre utile à tous ceux qui voudront faire de la médecine vraiment scientifique.

---

# Atlas-Manuel de Diagnostic Clinique
## Technique médicale, indications thérapeutiques
### Par le Dr C. JAKOB
et le Dr A. Létienne, ancien interne des hôpitaux de Paris

3e *édition*. 1901, 1 vol. in-16 de 396 pages, avec 68 pl col, relié maroquin souple . . . . . . . . . . . . . . . . . . . . . . . . . . . **15 fr.**

---

**Précis d'Auscultation**, par le Dr Couffier. 5e *édition* 1902, 1 vol in-18 de 210 pages, avec 95 fig. coloriées, cart. . . . . . . . . . . . . . . . . **5 fr.**

**Tableaux synoptiques de Diagnostic**, par le Dr Coutance. 1899, 1 vol gr. in-8 de 200 pages, cart. . . . . . . . . . . . . . . . . **5 fr.**

**Tableaux synoptiques d'Exploration médicale**, par le Dr Champeaux. 1902, 1 vol. in-8 de 184 pages, cart . . . . . . . . . . . . . . . **5 fr.**

**Précis d'Exploration clinique du Cœur et des vaisseaux**, par le Dr G. Brouardel, médecin des hôpitaux de Paris. 1903, 1 vol. in-16 de 176 p, avec 35 fig, cart... . . . . . . . . . . . . . . . . **3 fr.**

**Sémiologie pratique des Poumons et de la Plèvre** inspection, palpation, percussion, auscultation, par le Dr H. Barbier, médecin des hôpitaux de Paris. Préface du professeur Grancher. 1902, 1 vol. in-18 de 252 pages, avec 20 figures, cartonné . . . . . . . . . . . . . . . . **4 fr.**

**Tableaux synoptiques de Symptomatologie**, par le Dr M Gautier. 1901, 1 vol. gr in-8 de 180 pages, cart. . . . . . . . . . . . . . . . . **5 fr**

---

# Manuel de sémiologie médicale
## Par le Dr PALASNE DE CHAMPEAUX
Professeur à l'École de médecine de Toulon

1905 1 vol in-18 de 360 pages, avec 66 fig. noires et col., cart. . . . . . . . **5 fr.**

En publiant ce *Manuel de Sémiologie*, le Dr Palasne de Champeaux n'a point eu comme objectif d'édifier une œuvre de haute portée scientifique, où seraient étudiés, avec les développements que comporterait un pareil sujet, les éléments si nombreux afférents à la sémiologie médicale, dont le domaine va chaque jour s'agrandissant. Il a poursuivi un but plus modeste mais plus pratique, celui de condenser en quelques pages, d'une façon nette et précise, les connaissances indispensables dans cet ordre d'idées, à tout étudiant comme à tout praticien.

# Consultations médicales

**Par le Dᵣ HUCHARD**

Médecin de l'hôpital Necker, Membre de l'Académie de médecine.

4ᵉ édition 1906. 1 vol in-8 de 712 pages ... ... ... ... ... ... 10 fr.

---

# Nouvelles Consultations médicales

**Par le Dᵣ HUCHARD**

4ᵉ édition 1906, 1 vol in-8 de 684 pages ... . . . 10 fr.

« Peu de théorie ; beaucoup de pratique . Le praticien n'a que faire d'une érudition d'emprunt, d'une exhibition scientifique, de théories toujours renaissantes et sans aucune sanction pratique ; il ne veut pas se complaire dans l'œuvre fastidieuse et stérile de Pénélope édifiant aujourd'hui ce qui sera détruit demain : il a besoin de savoir pour agir, non pour discourir. »

Ces quelques lignes, extraites de la préface du livre de M. Huchard, indiquent suffisamment dans quel esprit ont été rédigées ces *Consultations médicales*, transcription soignée des causeries hospitalières où, chaque matin, ce savant médecin de l'hôpital Necker expose aux élèves le diagnostic des cas qui se présentent à la consultation et en discute les indications thérapeutiques.

On trouvera dans ce livre clair et de lecture facile une foule de renseignements Un grand nombre de questions de pratique journalière y sont abordées et résolues avec une simplicité vraiment séduisante. Grâce à une expérience consommée du malade, l'auteur a condensé en quelques lignes ou en quelques pages, suivant le besoin, le tableau symptomatique utile à la compréhension du cas observé, et déduit logiquement, d'après les idées générales qui caractérisent sa personnalité scientifique, la thérapeutique convenable.

---

**Clinique médicale de l'Hôtel-Dieu de Paris**, par A. Trousseau, professeur à la Faculté de médecine de Paris. 10ᵉ *édition*. 1902, 3 vol. in-8 .... 32 fr.

**Aide-mémoire de Clinique médicale et de Diagnostic**, par le professeur P Lefert. 1895, 1 vol. in-18 de 314 pages, cart . ... ... ... 3 fr.

---

**Diagnostic des Maladies simulées** dans les accidents du travail et devant les conseils de revision, par le Dᵣ P Chavigny, professeur agrégé à l'École du service de santé militaire du Val-de-Grace. Préface de M le professeur A. Pierret 1906, 1 vol. in-8 de 512 pages, avec 28 figures . . 10 fr.

**Traité des Maladies familiales et des Maladies congénitales**, par le Dʳ E. Apert, médecin des hôpitaux de Paris. Préface de M. le professeur Dieulafoy, professeur de clinique médicale à la Faculté de medecine de Paris. 1907, 1 vol. in-8 de 364 pages, avec 95 figures. . . .. . ... .. 7 fr.

**Précis de Coprologie clinique.** Guide pratique pour l'examen des Fèces, par le Dr R Gaultier, chef de clinique adjoint à la Faculté de medecine de Paris. Preface du prof. A. Robin 1907, 1 vol. in 8 de 384 pages, avec 65 microphotographies et 1 planche coloriée . ... ... . ... 7 fr.

**Histoire des Sciences médicales,** par Ch Daremberg 1870, 2 vol in-8.. 20 fr.

**Précis de l'Histoire de la médecine,** par le Dʳ Bouillet Introduction par le professeur Laboulbène. 1888, 1 vol in-8 de 366 pages ... .... ..... 6 fr.

# Les Centres nerveux

## PHYSIOPATHOLOGIE CLINIQUE

### Par le Professeur J. GRASSET

1905 1 vol in-8 de 744 pages, avec 60 figures et 20 tableaux ... ... 12 fr

Le nouveau livre du professeur GRASSET résume trente ans d'étude et de réflexion sur le système nerveux

A l'ancienne classification *anatomique* par organes, qui étudiait séparément les fonctions et les maladies du cerveau, les fonctions et les maladies de la moelle, M GRASSET substitue la classification *physiologique*, qui, chez l'homme *vivant*, étudie successivement les divers *appareils* dont l'unité est *fonctionnelle* et centrale : appareil du langage, appareil de l'orientation et de l'équilibre, etc., chacun de ces appareils pouvant avoir des parties dans le cerveau, le cervelet, la moelle, etc L'œuvre est ainsi entièrement *clinique* dans son point de départ, sa méthode, ses applications.

---

# Atlas-Manuel des Maladies nerveuses

## DIAGNOSTIC & TRAITEMENT

### Par les Drs SEIFFER et GASNE, Médecin des hôpitaux de Paris

1905. 1 vol. in-16 de 352 pages, avec 26 pl col et 264 figures. Relié     18 fr.

---

# Atlas-Manuel du Système nerveux

### Par C. JACOB et R. RÉMOND, Professeur à la Faculté de Toulouse

2e *édition* 1900, 1 vol in-16 de 364 p , avec 84 pl color., relié.. ... 20 fr.

---

# Diagnostic et Traitement des Maladies nerveuses

### Par le Dr J. ROUX
#### Médecin des Hôpitaux de Saint Etienne

1901, 1 vol in-16 de 560 pages, avec 66 figures, cartonné.......... 7 fr. 50

---

**Aide-mémoire de Neurologie**, par P LEFERT 1900, 1 vol in-18 de 274 pages, avec figures, cartonné........ ... .. ..... 3 fr.

**Traité des Maladies de la Moelle épinière**, par les Drs DEJERINE, professeur à la Faculté de médecine de Paris, et THOMAS. 1902, 1 vol. gr. in-8 de 458 pages, avec 162 figures.... ..... ..... ..... ..... ..... 9 fr.

**Traité des Maladies mentales**, par A. CULLERRE. 1889, 1 vol. in-18 de 808 pages . . . . . . . .. ..... . ..... 6 fr.

**Traité de Thérapeutique des Maladies mentales et nerveuses**, par les Drs GARNIER et COLOLIAN. 1901, 1 vol in-8 de 496 pages.... ... 7 fr

---

# Atlas-Manuel de Psychiatrie

### Par le Professeur O. WEYGANDT
### et le Dr ROUBINOVITCH, Médecin de la Salpêtrière

1903. 1 vol in-16 de 643 pages, avec 24 planches coloriées et 264 fig. Relié.   24 fr